南米・ボリビアの
青空に舞う
心をむすぶ保健医療協力の歩み

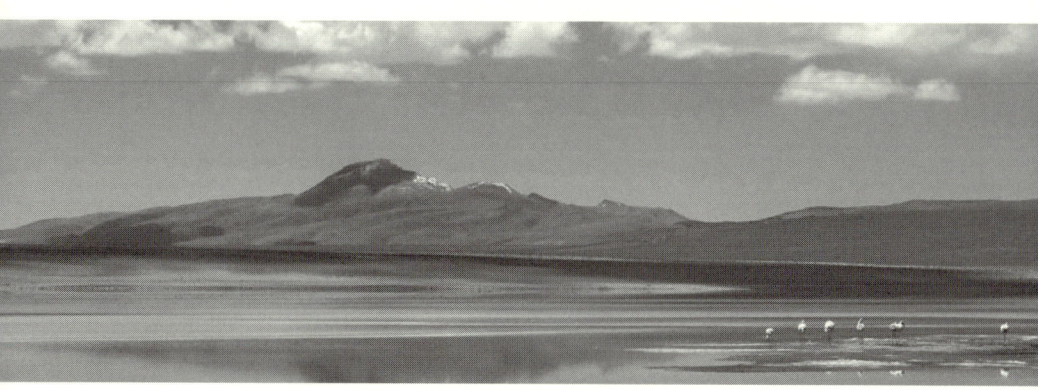

『南米・ボリビアの青空に舞う』編集委員会

悠光堂

まえがき

　冒頭から唐突な質問で恐縮だが、「ボリビア」という名をご存じであろうか。
　「ボスニア」や「ボツワナ」なら聞いたことがあるけど、「ボリビア」は知らないという日本人は少なくないのではないか。あるいは本書を手にされている方なら、少なくとも「ボリビア」をご存じで、同国に何らかの関係を持たれている方か、それともあこがれの行ってみたい国と思われている方かもしれない。
　では「ウユニ」はどうであろう。最近、日本でも有名になり始めた世界最大の塩湖のことである。でも「ウユニ」が「ボリビア」という国にあることをご存じない方も少なくないと思う。国際的観光リゾート地の「セブ」が「フィリピン」にあることを知らないように……。
　ボリビアとは南米のほぼ中央に位置する内陸国である。
　南米諸国をスペインから独立させながら「迷宮の将軍」とも呼ばれ、失意のうちに世を去った英雄シモン・ボリバルを讃え、その名を国名に冠している。
　実はボリビアは私たちにとって身近な国でもある。世界中の食卓の常連であるトマトや、ヨーロッパを飢餓から救ったジャガイモ、そして人口増加にあえぐ人類の胃袋を救うことになるかもしれないキヌアの故郷こそがボリビアなのである（一説にはトウモロコシもボリビア生まれ）。
　ボリビアをもう少し知る人なら、山高帽にスカート姿の女性（地元ではチョリータと呼ばれる）や、雄大な谷間を優雅に飛行するコンドル（この鳥も最近では目にする機会がめっきり減ったらしい）、竹や葦が段々に並ぶ笛サンポーニャが奏でるフォルクローレの哀愁ある旋律を思い浮かべる方もいるかもしれない。
　いずれにせよ、ボリビアはまだまだ日本人にとって馴染みの薄いはるか遠くの国である。
　しかし、本書で詳細に語られているように、実際はボリビアと日本は大

変深いつながりで結ばれた国同士なのである。とくに国際保健医療協力という狭い分野に限ってみると多くの日本人専門家がボリビアへ渡り、あるときはアルティプラーノ（アンデスの高山地帯）で高山病に苦しめられ、あるときはサンタクルス周辺の東部低地の暑さに汗を流しながら、ボリビアの人々の健康向上に努められてきたのである。

　そんな両国の確かな絆を紡ぐ足跡を書き留めておこうと、1年前に「日本による国際協力援助史」作成の話が出たとき、折角なら書籍として発刊してはどうかと関係者にお諮りした。ここから、ボリビアをこよなく愛するメンバーが編集委員会を立ち上げることになったのだ。

　そして約1年、およそ35年にわたる両国間での保健医療の分野で関わりのあった実に多くの方々と連絡を取り合い、関係者の努力のおかげで本書が世に誕生することができたのである。

　折しも、日本ボリビア外交関係樹立100周年という歴史の節目に、両国友好の証書として華を添えるかたちとなったことは悦ばしい。

　執筆にご協力いただいた皆様に、この場をお借りして御礼申し上げたい。また、私たちの書籍発刊の希望を快く受け入れてくださった悠光堂の佐藤裕介さん、書き方もまちまちな原稿に統一感を与えるようにご尽力いただいた遠藤由子さんに心より感謝を申し上げる。

2014年7月　ボリビアの独立記念日を前に
『南米・ボリビアの青空に舞う』編集委員会を代表して
湯浅　資之

目次　Índice

002　まえがき

プロローグ

008　我が国のボリビアに対する保健医療協力の歴史について
012　ボリビアの保健医療事情

第1章　ここは多民族多文化の国

022　ボリビア――豊かな民俗文化に彩られた「多民族国」――
025　ポトシ銀産業の栄光と衰退
029　豊かだが不安定な経済、変化する政治
032　ボリビアのオキナワ
039　エボ・モラレス政権の誕生

Column　標高3,800m　未知の世界！　042

第2章　アンデスで消化器疾患に挑む

046　ボリビア消化器疾患研究センターの設計を通して
051　ラパス消化器疾患研究センター開所へ
054　技術協力プロジェクト最後の派遣メンバーを務める
058　消化器疾患研究センター設立に向けて
　　　――遠き過去になりつつある貴重な経験の思い出――
063　ボリビアへの医療技術協力
066　プロジェクトにより築かれたつながり
071　スクレ消化器疾患研究センター開設20周年記念式典
076　ボリビアにおける消化器病センタープロジェクト

082	日本とボリビアの保健医療協力の歴史について
085	ボリビア・日本消化器疾患研究センター
	―ボリビアの首都スクレ市より―
088	日本の保健協力の35年　私の経験
092	ボリビアの友に感謝
098	ボリビア消化器疾患対策プロジェクト
103	ラパス滞在記（1979～1980年）
108	細菌性下痢症原因調査短期エキスパート参加
	―ラパス川における下痢症原因菌の疫学調査―

第3章　病院から地域へと広がる保健医療協力

114	サンタクルスで築かれたもの
	人づくり、システムづくり、日本病院の現状
120	医療技術協力の第一歩、ボリビアでの始まり
127	サンタクルス総合病院プロジェクト
131	手術室、ICUにおける医療技術移転活動
136	看護管理分野の担当として派遣を受けて
141	日本病院における病院管理分野の技術協力
147	病理部門への協力
152	途上国における医療技術協力の難しさ
158	病院から地域ネットワークへ
	―サンタクルス医療供給システムプロジェクトでの経験―
163	ボリビア、輝く日々
166	住民へ　FORSAモデルの誕生
Column	ボリビアの保健をみつめて　　171
Column	チェ・ゲバラと日本病院　　174

第4章　沖縄からオキナワへ希望をつなぐ

- 178　サンタクルス地方公衆衛生向上プロジェクト—発端と経緯—
- 184　プロジェクト立ち上げに向けた調査
- 187　サンタクルスの日々
- 191　長期派遣専門家との二人三脚
- 194　沖縄県の協力と終了時評価
- 199　プライマリヘルスケアの基盤整備
- 202　母子保健を中心とした2年間の活動

第5章　日本の協力が一都市からボリビア全土へ

- 208　世界に通じるボリビアの健康戦略—SAFCI戦略の誕生と課題—
- 213　コチャバンバ県とポトシ県におけるJICAによる多文化保健への技術協力
- 218　住民参加保健手法の経験

エピローグ

- 222　ボリビア保健医療プロジェクトの思い出
  —林屋永吉元駐箚ボリビア大使、ボリビア医療プロジェクトを振り返る—

資料

- 232　ボリビア多民族国
- 234　我が国における過去の協力実績（実施中の案件も含む）

- 236　編集委員・編集協力・執筆者一覧

※本書の内容については、筆者個人の責任において執筆いただいております。
　そのため、一部不適切とされる表現、字句がありますが、筆者の意向を尊重し、原文のまま掲載しておりますことをお断りいたします。

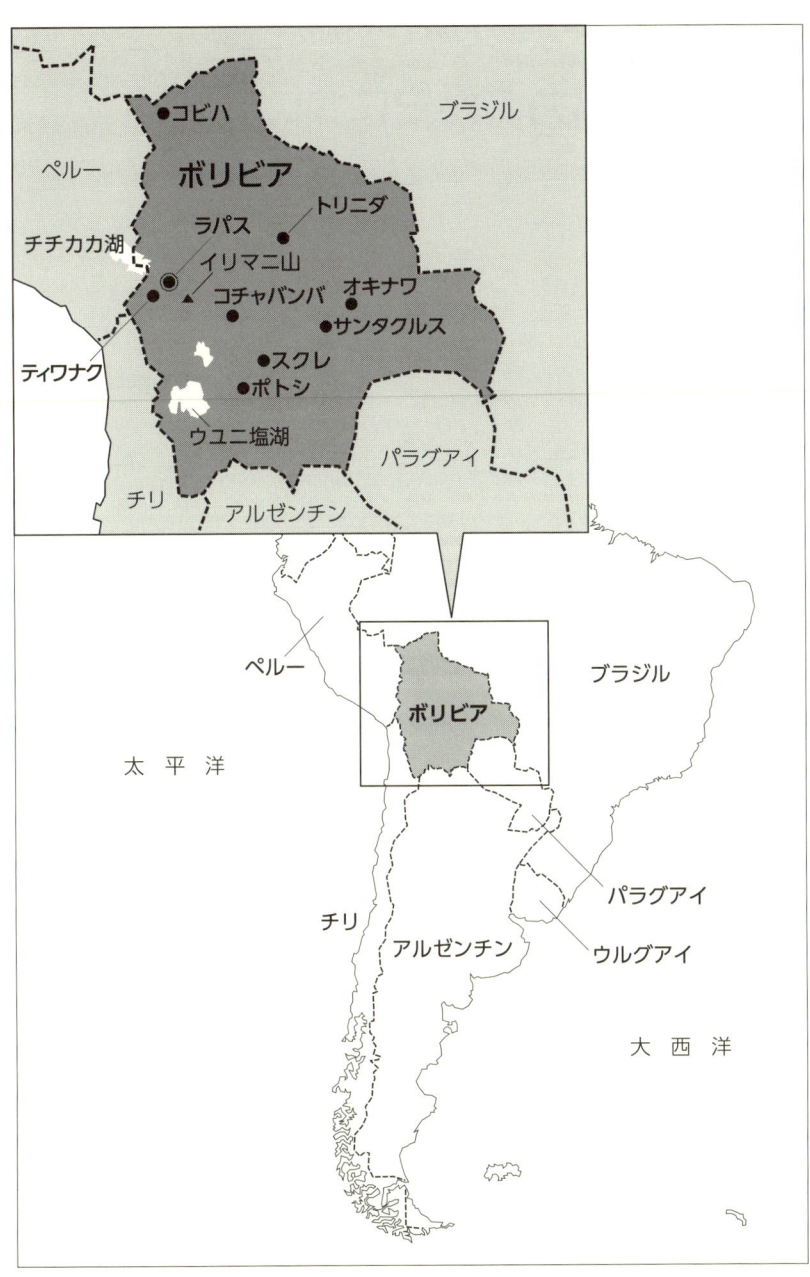

我が国のボリビアに対する
保健医療協力の歴史について

大里　圭一

　「なぜ日本が協力を行った施設の多くでは、日本人がいなくなった今も、まるで日本人が働いているかのような状態が続いているの？」と、多くのボリビア人に問われます。その問いに対して私は、「日本の協力は医療技術の移転だけでなく、日本人の心を残していくからだよ」と、いつも答えています。

　ボリビアにおける我が国の保健医療協力は、1977年より始まりました。そして日本人の心は、技術協力プロジェクト14件、無償資金協力事業16件、特別医療機材供与事業3件（詳細はp234-235）、そして保健医療分野の日本人専門家342名、青年海外協力隊・シニア海外ボランティア295名、日本で技術研修を受けたボリビア人帰国研修員1,462名（2011年時点）により、今なおボリビアで生き続けています。

1 ｜ 我が国のボリビアにおける保健医療協力の変遷について

　1970～1980年代の保健医療協力は、第二次、第三次医療施設の「施設型協力」を中心として、拠点病院の建設や機材供与などを行う無償資金協力、そして当該施設での医療サービスの提供に重点をおいた技術協力プロジェクトを展開してきました。日本が協力を行った医療施設や機材は、当該地域を超え、ボリビア国内や国際的にも日本の存在をかもし出す形で現在も残っています。また、長きにわたり技術指導や研修を通じた「人材

育成型協力」も同時に行ってきたことで、我が国の技術協力の経験や保健医療人材が、拠点施設を中心に多数存在していることは、ボリビア国内における我が国の協力の重要な資産となっています。

例えば、無償資金協力と技術協力プロジェクトを通じて協力を行ったボリビア・日本消化器疾患研究センター（ラパス市）は、世界消化器疾患機構により唯一、中南米地域の消化器疾患トレーニングセンターとして2007年に承認されました。その承認以降、ボ

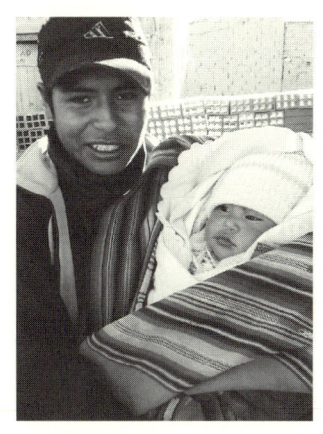

▲育児に参加するアンデス地域の男性

リビア国内および中南米地域の若手消化器専門医師に対する基礎研修コースを毎年、提供しています。また、同じく無償資金協力と技術協力プロジェクトを通じて協力を行ったサンタクルス県にある日本大学病院は、通称「日本病院」と呼ばれ、サンタクルス市内の第二次医療施設（2013年1月より第三次医療施設）として広く市民に利用されるとともに、2000年以降は国内研修の拠点施設として、ボリビア全国の医療従事者に対する様々な研修コースを提供しています。

1990～2000年代の保健医療協力は、無償資金協力により建設された拠点医療施設の下位施設に対する医療サービスの強化やコミュニティとの連携促進、地方分権化にともなう医療サービスの再構築などに重点を置いた「地域保健型協力」を展開しました。その背景として、1980年代には世界的にプライマリヘルスケアや各種疾病対策など、地域レベルでの活動が重視されるようになったことがあります。そうした中、ボリビア政府も保健医療分野の重点課題に「第一次医療施設への住民のアクセス改善」を取り上げるなど、地域保健医療サービスの改善の重要性が増していきました。

例えば、技術協力プロジェクトを通じてサンタクルス県ワルネス郡（当時）では、第一次医療施設での医療サービスの提供と同時に、住民を対象とした公衆衛生に関する啓発活動を実施しました。この活動の成果が、2000年代のコミュニティや住民に対する本格的な地域保健活動への協力につながることとなりました。

　2000～2010年代の保健医療協力は、「地域保健型協力」に加え、保健医療サービスの利用促進を通じた「母子保健の向上」に重点を置き、活動を展開しました。それは、2006年に初の先住民大統領誕生として国際的にも注目を浴びたエボ・モラレス政権が、母子の健康改善に焦点をあてたミレニアム開発目標（Millennium Development Goals）の達成に向けた取り組みを強めたためです。そこで我が国は、母子の健康改善を協力の重点とした上、コミュニティや住民などの保健医療サービスの利用者に焦点をあてた地域保健型協力を3つの基盤（家庭・コミュニティ、保健医療施設、保健行政機関）の能力強化と位置づけ、ボリビア国内の地域や文化の特性を考慮すべく、沖縄県の帰国研修員も活動に参加・協力する形で、パイロット地域（高地高原地域3,500m以上：ラパス県、渓谷地域2,000～3,500m：コチャバンバ県、熱帯・平原地域2,000m以下：サンタクルス県・ベニ県・パンド県）で技術協力プロジェクトを展開してきました。

　その結果、我が国の協力により形成された、住民が主体的に展開することが可能なヘルスプロモーション活動の手法が、ボリビアの推進している保健政策「多文化コミュニティ家族保健政策（Salud Familiar Comunitaria Intercultural：SAFCI）」を実現するための教材「Guia Local de Educacion para la Vida（健康な生活のための現場教育ガイド）」として採用され、2013年10月9日に国家承認を受けるに至りました。さらにはボリビア国内でも最も過酷な環境である高地高原地域（ポトシ県）で行っている技術協力プロジェクトが、SAFCI政策を引き続き実証するためのパイロット事業として、保健スポーツ省により2013年10月18日に位置づけられました。

2 ｜ 我が国における今後の保健医療協力の方向性について

　現在のボリビアにおいては、疾病構造の転換が進み、循環器系疾患や悪性新生物など非感染性疾患が死亡要因の上位を占め、それは先進国と似た傾向にあります。しかし、依然として都市部と農村部の医療および健康格差が生じていることもうかがえ、ミレニアム開発目標の母子の健康に関する指標は「体重不足の5歳未満児の割合（栄養不良）」や「1歳未満児麻疹予防接種率」など、他国の援助機関が積極的に行っている活動を除き、2015年までの達成は困難といわれています。

　これまでに我が国が長年にわたり行ってきた「施設型協力」、「人材育成型協力」、「地域保健型協力」、「母子保健の向上」を基盤とした協力も、今後はボリビアにおける疾病構造の転換に対応する形で新たな転機を迎えつつあります。それはボリビア国民の健康増進を図り、ボリビアの社会開発を活性化する上でも、ボリビアの新たな挑戦ともいえます。我が国の今後の協力も、長年にわたり行ってきた保健医療協力の基盤を基軸とし、平均余命が延伸するボリビアで、新たな問題となりつつある生活習慣病や悪性新生物など非感染性疾患の対策といった、新たな課題へ共に挑んでいく時代が到来するかもしれません。

　ボリビアに残された日本人の心は、色褪せることなく、各時代の困難をボリビアとともに乗り越えていくことでしょう。

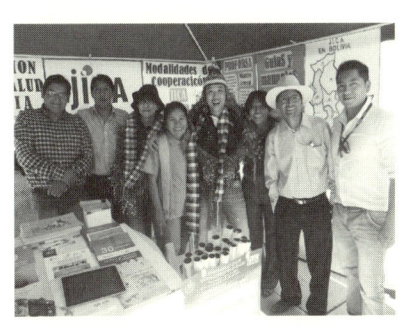
▲標高4,000m以上の地で母子保健活動を支える関係者

ボリビアの保健医療事情

セサル・ミランダ・アスツリサガ

1 │ 人口に関する統計

ボリビアは、2012年の国勢調査によると総人口10,027,254人を有しています。人口成長率は1.71％となっており、1950～2012年の約60年間で約4倍の人口増加を示しています（図1）。日本の約3倍の国土面積を有するボリビアですが、人口密度（人/km²）の平均は9.13であり、県別ではコチャバンバ県31.60、ラパス県20.20、タリハ県12.82、そしてチュキサカ県11.18が高くなっています。その他の県はボリビアの人口密度の平均を下回っており、現在も人口密度の傾向と順位は1992年の国勢調査より変化は見られません（表1）。

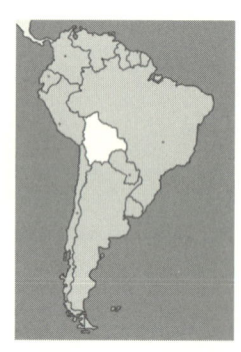

▲内陸国のボリビア

図1　国勢調査にもとづく
　　　ボリビアの人口増加

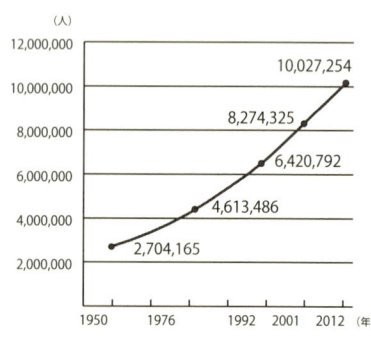

出典：
http://databank.worldbank.org/data/home.aspx

表1　国勢調査の結果に基づく各県の人口密度

県	人口密度 (人/km²) 1992	2001	2012
ラパス	14.19	17.54	20.20
サンタクルス	3.68	5.48	7.16
コチャバンバ	19.96	26.17	31.60
ポトシ	5.46	6.00	6.97
チュキサカ	8.81	10.32	11.18
オルロ	6.35	7.31	9.22
タリハ	7.75	10.40	12.82
ベニ	1.29	1.70	1.97
パンド	0.60	0.82	1.73
計	5.84	7.53	9.13

出典：ボリビア国立統計院 INE

　ラパス県、サンタクルス県、コチャバンバ県、ポトシ県は、過去3回の国勢調査で、人口の多い県となっています。しかし近年の人口増加率は、パンド県6.63％、サンタクルス県2.40％、オルロ県2.07％の順となっています（図2）。

図2　国勢調査による県別人口（3回分）

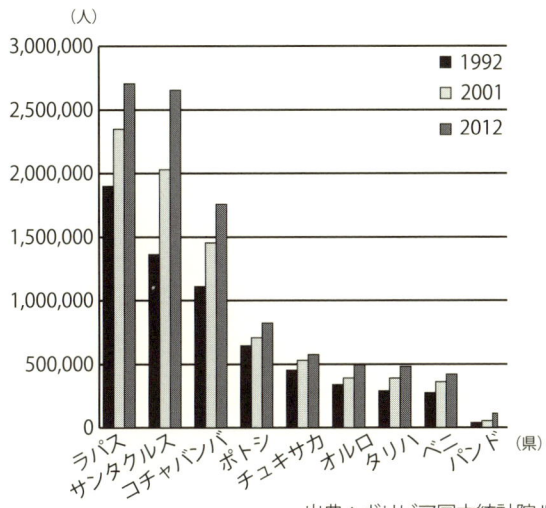

出典：ボリビア国立統計院 INE

2 | 保健医療に関する統計

　0歳児平均余命は40年間で大きく改善し、45.8歳（1970年）から66.6歳（2011年）となっています（図3）。
　ボリビア女性のリプロダクティブヘルスに関する行動変容は、出生率や妊孕力などの指標で示されます。出生率（対人口1,000人）は45.6（1970年）から26.2（2011年）と、減少の傾向にあることが指摘できます（図4）。

図3　ボリビアの0歳児平均余命（1970～2011年）

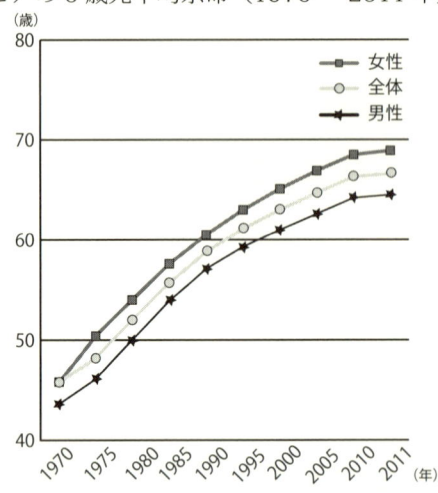

図4　ボリビアの粗出生率（対人口1,000人）の推移（1970～2011年）

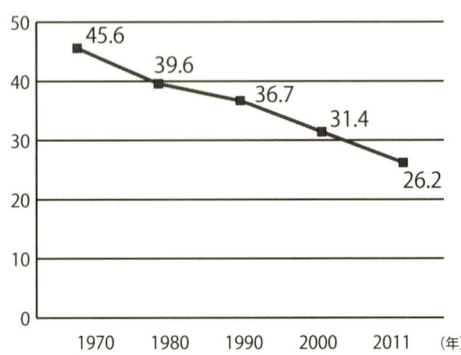

図5　合計特殊出生率（1970 ～ 2011 年）

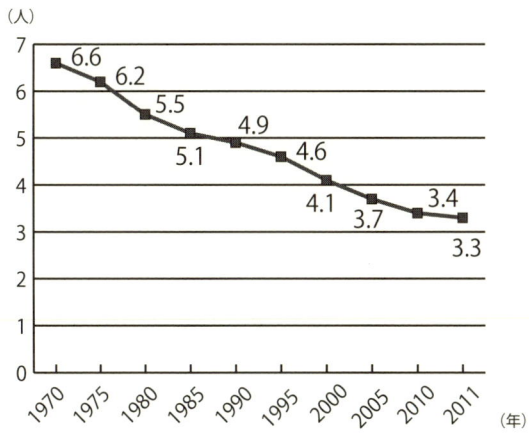

出典
http://databank.worldbank.org/data/home.aspx（図3、4、5）

　ボリビアにおけるリプロダクションのレベルは、妊娠可能年齢の女性が生涯に産む子どもの平均数（合計特殊出生率）で表しますが、6.6 人（1970年）から 3.3 人（2011 年）と減少の傾向にあります。農村部は、都市部と比較してもいまだ高い子どもの数を平均して示しています[注1]（図5）。
　ボリビアにおいて死亡率は、公的統計機関の情報を有していません。その情報は病院での登録と市民台帳にありますが、実際より低い値を示しています。
　世界保健機関（2004 年）では、全年齢階級での主要な死因は、感染症によるものとされています（図6）。

図6　ボリビアにおける2004年死亡原因(推定死亡数72,100人)

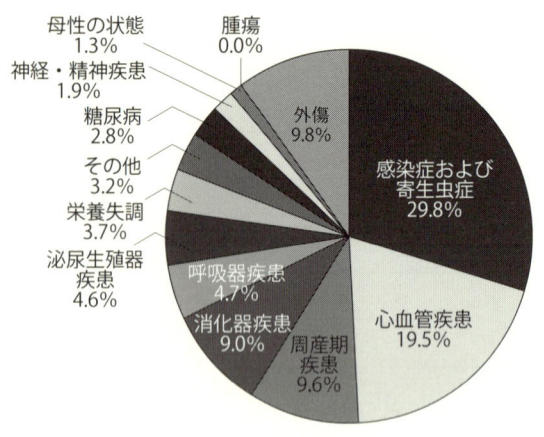

出典：推定死亡原因、WHO、2004年

　ボリビアの保健政策は、年齢階級リスクを鑑みて「母子保健」を優先しています。その政策の変遷を以下、取りまとめてみます。
- 「1971～1980年のアメリカ諸国のための保健10か年計画」を、母子保健と家族福祉に焦点をあてて策定。
- 「国家保健計画（1971～1975年）」を、妊娠合併症、産前産後ケア、栄養失調を優先した、ボリビア人女性の保健改善として策定。
- 「国家保健計画（1977～1980年）」では、0歳児平均余命の延伸（45歳から52歳）、乳児死亡率（対出生1,000人）の低下（147.3から135.4）、妊産婦死亡率（対出生100,000人）480以下など、特定指標の改善を模索。
- 「国家生存・乳児の発育・母親保健計画（1989～1993年）」を、女性と子どもの健康を総合的に向上させることへの貢献を目的として策定。
- 「生命の計画（1994～1997年）」を、母子死亡率を急速に低減させ

るための社会的な提言として策定。
- 「国家母子保険（1996年）」が誕生し、5歳未満児と妊産婦に対する特定疾患の診療費用の無料化が実現。これはボリビア内すべての公的保健施設と社会保険医療施設で実施。
- 「5歳未満児と妊産婦の診療の無料化（1999年）」が基礎保険として拡大。
- 「ユニバーサル母子保険SUMI（2002年）」が、母子の両者に対して適用（現在に至る）。

ボリビアの妊産婦と乳幼児の死亡率は、南米諸国の中で最も高い値です。この20年間で妊産婦死亡率（対出生100,000人）は450から190に減少していますが、ポトシ県、ラパス県、ベニ県はいまだ高い状況です（図7）。主な死亡原因は、出血、堕胎、敗血症が挙げられます（図8）。

図7　ボリビアの妊産婦死亡率（対出生100,000人、1990〜2010年）

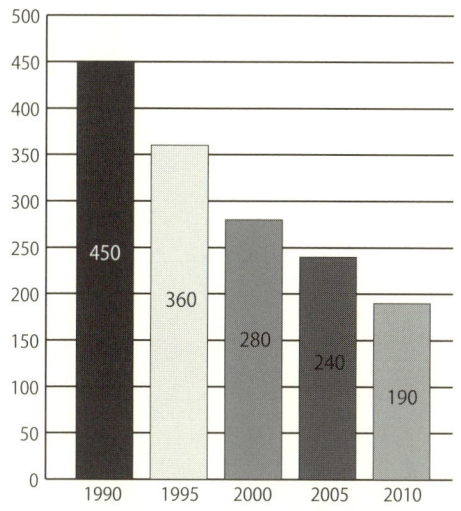

出典：http://databank.worldbank.org/data/home.aspx

図8 ボリビアの2000年に登録されている623人の妊産婦死亡の原因

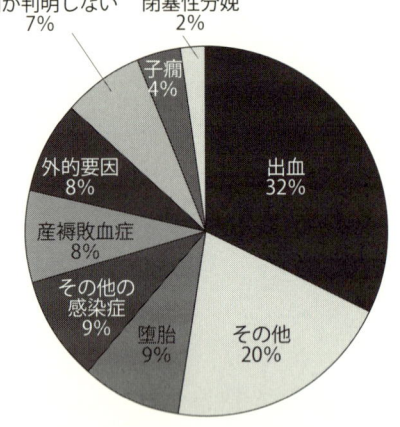

出典：妊産婦死亡率事後統計調査2000年
国立統計院INE、保健スポーツ省

　人口保健統計調査ENDSAによれば、最低4回の妊婦健診を受診した女性は、国レベルの平均で2011年には58%となっています。また育成された保健従事者による分娩介助は、2011年に国レベルの平均で72%（図9）であり、持続的な成長が見られます（表2）。

図9　ボリビア女性の総合的ケア
（2011年第4回妊婦健診と保健従事者による分娩介助の割合）

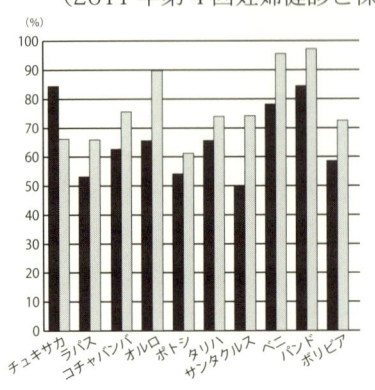

出典：2010～2011年保健統計白書、
国家保健情報システム
（SNIS・保健スポーツ省）

表2　施設分娩の推移

年	1994	1998	2003	2008
%	42.3	55.9	57.1	67.5

出典：人口保健統計調査 ENDSA

　5歳未満児死亡率（対出生1,000人）は、228（1970年）から41（2012年）へと低下していることが確認できます。しかし同死亡率のうち、新生児死亡が大きな割合を占めています[注2]（図10）。

図10　新生児、乳児、幼児の死亡率（1970～2012年）

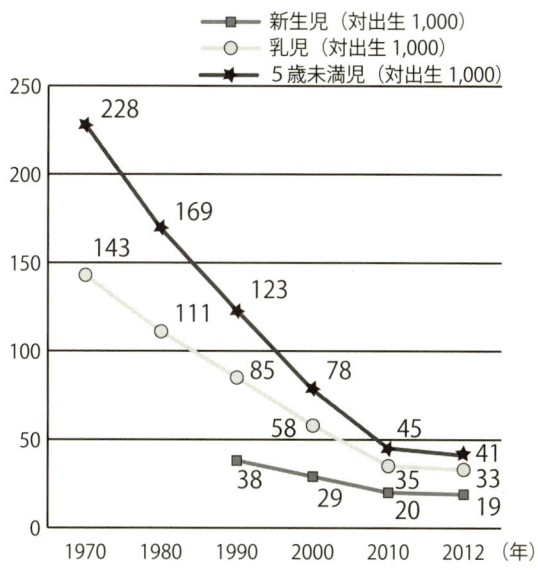

出典：http://databank.worldbank.org/data/home.aspx

　ワクチン接種の指標は、1979年に設定された予防接種拡大プログラム（EPI）の定着により、大幅に改善しています。現在、麻疹とポリオの予防接種率は80％、BCGが90％以上となっています（図11、12）。

Prólogo　｜019

図11　12〜23か月の子どもの麻疹ワクチン接種率

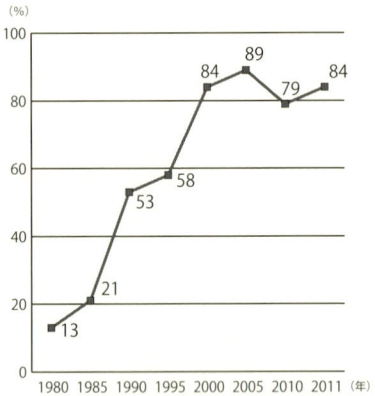

出典：http://databank.worldbank.org/data/home.aspx

図12　1歳児以下のBCGとポリオのワクチン接種率

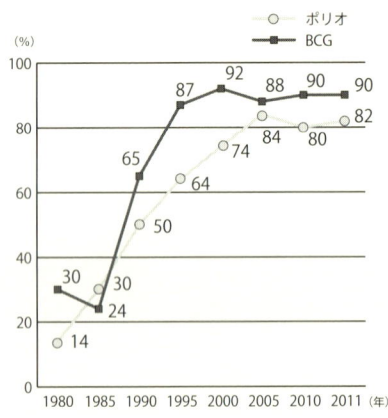

出典：http://databank.worldbank.org/data/home.aspx

（注1）2008年の人口保健統計調査によれば、2003年から2008年の期間で都市部の合計特殊出生率は3.1人から2.8人へ減少し、農村部で5.5人から4.9人に減少した。
（注2）ENDSAの統計によれば、2003年と2008年で新生児死亡率（対出生1,000）は27で変化していない。

第 ❶ 章

ここは
多民族
多文化の国

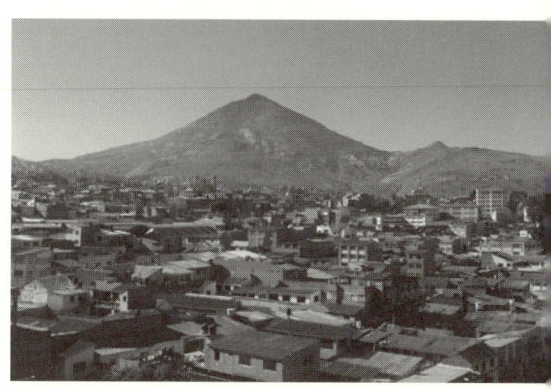

ボリビア―豊かな民俗文化に彩られた「多民族国」―

福田　大治

1 ｜ 人種のるつぼ

　2009年1月、エボ・モラレス大統領政権下のボリビアでは、新憲法により正式国名が「ボリビア共和国」から「ボリビア多民族国」へと改称されました。1825年のスペインからの独立以来、「共和国」という名の下、少数民族も含む先住民の社会・文化を十分に尊重することなく、国民国家への統合政策のみが横行していたことへの反省があったと見られています。実際にボリビアは、中南米地域の中でも全人口中に先住民の占める割合が突出して高く、21世紀の今日でも55％前後が先住民となっています。
　先住民の中では、インカ帝国時代の公用語であったケチュア語と、もともとボリビアからペルーにまたがる世界最高所（約3,800m）にある大きな湖、チチカカ湖周辺で使われてきたアイマラ語を話す人々が大半（全先住民の約97％）を占めており、その多くは冷涼な気候のアンデス地方から温暖な中部盆地地方にかけて住んでいます。さらに、東部から北部にまたがる熱帯・亜熱帯地方には34もの言語グループに分かれる少数民族が暮らしています。この国はまさに「人種のるつぼ」といえましょう。
　一方、先住民以外の国民の大半は、先住民とヨーロッパ人（主としてスペイン系）の混血で古くはメスティーソ（混血人種）と呼ばれてきた人々です。また、いわゆる「純然たる」ヨーロッパ系民族（白人種）はボリビアの全人口の10％前後を占めるにすぎません。

これだけ民族・人種的にも多層な国であるので、「ボリビア文化」という概念自体があいまい、あるいは無意味なものと思われがちですが、意外にもこの国では、具体的には1960年代後半以降「先住民文化にルーツをもとめ、後にメスティーソ文化などと融合した諸文化」が、ボリビア国民の多くが認めるところの「ボリビア民俗文化（スペイン語でフォルクローレ）」として捉えられています。

　「先住民」は現在でも社会経済的には底辺に属しており、貧困に苦しむだけでなく、様々な人種差別・政治的抑圧の対象ともなってきました。かねてから、とくに都市部の上流のいわゆる白人系「支配階級」や混血の人々で占められる中産階級の非先住民は、先住民文化自体を卑しいもの・劣等的なものとして避ける傾向がありました。ところが、1952年に始まる中南米でも有数の規模であった民族民主革命（ボリビア革命）とその翌年から実施された農地改革により、先住民人口の農村から都市への広範な移動・移住が生じました。これにより、それまでは「別世界に住む民族」同然であった先住民の大衆文化が都市社会に少しずつではあれ、浸透することになったのです。

2 | ボリビアの「フォルクローレ」

　多様な民俗文化の中でも、とりわけボリビア国民の間で親しまれているのがボリビアの大衆音楽です。いや正確にはボリビア国内のみにとどまらず、世界中に熱烈な愛好家を持つ音楽であるといえるでしょう。隣国ペルーの古典曲「コンドルは飛んで行く」の大ヒットで1970年代より世界的に広まったアンデス系音楽は、日本では「フォルクローレ」なる名称でジャンル分けされているものの、元来フォルクローレという用語は先述の通り、伝統文化全体を指すものです。しかし興味深いことに、ボリビア人にとっての「フォルクローレ」とは、主に大衆音楽、民俗舞踊、カーニバルや地方に多く点在する大小のお祭りを連想させるものです。これは、ボリビアでは音楽をはじめとする日常的・非日常的な民俗文化がいかに重要なもの

であるかを表す証左ともなっているのです。

　現在、ボリビアの民俗音楽（大衆音楽）は、田舎の祝祭・儀礼などで奏でられる先住民色の濃いものから都会の現代音楽まで、その種類もバラエティに富んでいます。中でも都会の音楽は、20世紀初頭以降はスペイン系住民のヨーロッパ色の強い音楽、そして時代の流れとともに国境を越えて入って来る中南米諸国のポピュラー音楽やその他世界中の現代音楽など、「異文化」との融合を常に重ねることで音楽上の文化変容を繰り返してきました。このことがボリビア音楽、ひいてはこの国の民俗文化全体をより豊かなものにしているのです。

3｜真の多民族国家を目指して

　最後に、ボリビア文化・社会の現状や将来は決して楽観視できるわけではありません。とりわけ、先住民文化を重要なベースとして発展し世界に誇るまでになったボリビア民俗文化は、先住民が置かれている依然として厳しい社会状況に根本的・構造的な変革が訪れない限り、真の「国民文化」と呼ぶことはできないでしょう。もとより「先住民―非先住民」という構図がすでに使い古されたものであり、むしろ「富裕層－中間層－貧困層」のような表現の方が現実的であるという向きもあります。しかしながら、ボリビアのみならずラテンアメリカ諸国でたいていの場合、人種で社会階層が分かれていることは、ヨーロッパ人到着後5世紀以上も経た今日でも明らかです。

　こうした意味でも、植民地時代から受難の歴史をたどってきた先住民やその血を濃くもつ主として貧困層の人々の生活向上に主眼を置くこの「多民族国」の変革プロセスは、今後とも世界から注目され続けていくことでしょう。

ポトシ銀産業の栄光と衰退

神谷　恵里

1 ｜ 銀の町ポトシ

　標高 4,000m。山々はどこまでも雄大で、手を伸ばすと青い空にぽっかりと浮かぶ雲をつかめそうです。キヌア畑や家畜を連れた農夫を追い越し、荒涼とした道を進んでいくと、山あいに突如集落が姿を現します。アンデス山脈に抱かれひっそりと佇むこの町こそ、スペイン植民地時代に銀の一大産地として栄えたポトシ

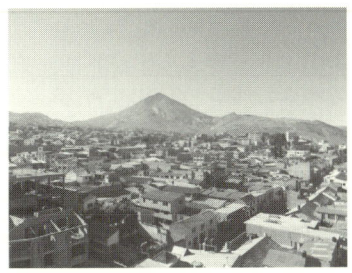

▲鉱山「セロ・リコ」とその麓に広がるポトシの町

です。町を見守るようにして青空にその姿を映すのが、莫大な銀を生み出し繁栄の原動力となった鉱山「セロ・リコ（富の山）」です。

2 ｜ セロ・リコの発見

　ポトシ市内から高さ800mの小山であるセロ・リコで最初に銀が確認されたのは、1545年のことです。最初にセロ・リコで銀を発見したのはグアルパという名の先住民といわれています。グアルパによる銀発見の経緯については諸説ありますが、「群れを離れたリャマを追って山に入ったグアルパが、翌朝火を焚いて暖をとると、火床に銀が光っていた」という説が広く一般に知られています。グアルパはその後も秘かに山に入って銀

を掘り出し、懐を暖めていきました。しかしそれもつかの間、急に羽振りがよくなったグアルパを不審に思った友人のウアンカが彼を問い詰めたところ、秘密を打ち明けたため、ウアンカは主人のスペイン人にこの事実を報告します。このスペイン人はすぐさま山に出かけ銀鉱床を発見し、鉱区の採掘権を登録しました。

　銀鉱床発見の報は瞬く間に知れ渡り、ポトシ銀山から約150km離れた当時の中心都市チュキサカ（現在のスクレ）から数多くのスペイン人がポトシに移り、先住民たちが鉱石を掘り出すこととなりました。ポトシに移る人々の数は年々増加し、銀鉱床発見から4年後の1549年には5,000人の先住民が銀山に入ったといわれています。銀山の麓にはスペイン人の住居と先住民の小屋が並び、それまで小さな田舎町に過ぎなかったポトシは活気に満ちていきました。

　当時山に入り銀を採掘していたのは、土地を持たない先住民たちでした。彼らは採掘権を持つスペイン人の鉱山主と請負契約を結び、自前の道具を持って割り当てられた鉱区で採掘を行いました。先住民は鉱山主に高品位の鉱石を渡し、その他の品位の低い鉱石は自分の取り分にしていました。当時はまだスペイン人の監視体制が甘かったこともあり、高品位の銀もこっそり持ち帰っていたといわれています。

　セロ・リコでは当初、銀を露天掘りで採掘していましたが、地表部分を取りつくした後は地中深く掘り進んでいきました。1556年には横穴も掘られ、坑道の数は最終的に5,000本に達したといわれています。しかしながら、こうした過剰な採掘により1550年代末には高品位の銀はほぼ枯渇してしまいました。鉱山労働の魅力は薄れたため鉱山に入る先住民は減り、次第にポトシは活気を失っていきました。

3｜強制労働の導入と銀産業の繁栄

　1561年に着任した副王トレドはセロ・リコの衰退を危惧し、生産性を向上させるため、「ミタ制」と呼ばれる先住民の強制労働を導入しました。

「ミタ」とはケチュア語で「順番」や「輪番」を意味します。ミタ制はアンデス高地地方の16地域に住む18～50歳の先住民男性の7分の1を数か月単位でセロ・リコに送出し、莫大な労働力を確保しようというものです。各集落の長は割り当てられた数の成人男性を集め、ポトシまで引率する義務を負いました。

　鉱山での労働は想像を絶する過酷なものでした。掘り出した鉱石を背負い、粉塵が舞う暗く狭い坑道を1日に何度も往復する作業は体力を消耗し、事故に遭う者も続出しました。また、銀の精錬方法として水銀アマルガム法（粉砕した銀鉱石と水銀を混ぜて熱し、銀を抽出する方法）が導入されたことにより、作業は一層危険なものとなりました。当時の新世界には黒人の奴隷が送り込まれており、セロ・リコでも黒人奴隷が働いていましたが、寒冷な高地での労働に適応できず、病気になる者が後を絶ちませんでした。事故や病気で死亡した先住民や奴隷の数はスペイン植民地時代に800万人に上るともいわれています。

　セロ・リコは「人食い山」として恐れられました。ポトシでの過酷な強制労働を回避するため、ポトシに住み着いたりミタ制の義務のない地方に移り住んだりする先住民が続出しました。決められた数の労働力を提供できなかった集落の長はコレヒドール（スペイン王室代理官）に激しく叱責され、拷問を受けることもあったといいます。

　先住民の過酷な労働によって産出された銀は、戦争によって財政難に陥っているスペイン王室を大いに助けました。ポトシの銀はパナマやカルタヘナ・デ・インディアス（現在のコロンビア）からスペインに送られ、王室や貴族の浪費や対外戦争のための費用として使われました。ポトシ銀山は当時大量の銀を産出していたサカテカス、グアナフアト（ともに現在のメキシコ）と並び、中南米三大銀山と呼ばれるまでになりました。最盛期にはこの3鉱山合わせて年間450tの銀がスペインに運び込まれていたといわれています。ポトシには造幣局が設立され、ポトシで製造された銀貨はヨーロッパでも流通しました。こうしたポトシの富はスペイン王室や貴族を感嘆させました。一攫千金を夢見て多くのスペイン人が新世界を目

指してはるばる海を渡り、現地で様々な情報を得ながら移動を重ねました。ポトシの人口は16世紀末から17世紀前半にかけて16万人に膨れ上がり、西半球最大の都市になったといわれています。人の流入により内外から多様な商品が集まり、市場経済が急速に発展したほか、銀を輸送するための道路や橋が急速に整備されました。

4 │ ポトシの衰退と現在

ポトシの銀産業は隆盛を極めましたが、19世紀には銀はすっかり枯渇し、産業は次第に衰退していきました。また19世紀初頭の独立にともなう戦乱で、町は荒廃していったのでした。現在、セロ・リコでは銀に代わり錫の採掘が細々と続けられていますが、銀産出によって繁栄を謳歌していたころのような面影はありません。

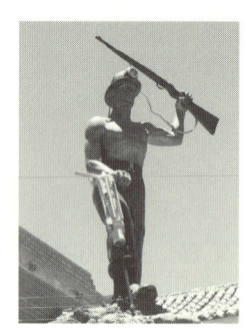
▲鉱山労働者の像

ポトシの町は銀山発見前のように、また小さな田舎町に戻ったのでした。

ポトシの町を訪ねてみると、町の中心地は観光客や商人でにぎわっていますが、先住民の伝統衣装を着た人が多く、どこにでもあるボリビアの田舎町といった雰囲気です。広場の近くにある旧国立造幣局は、現在はポトシの銀産業について学べる博物館になっています。貨幣やセロ・リコにまつわる絵画の展示の他に、現存する機具と人形を使って当時の作業の様子が再現されています。また、セロ・リコは観光客に公開されており、ガイドの案内で坑道内を見学することができるようになっています。

今も昔も静かにポトシの町を見下ろすセロ・リコを見ていると、歴史学者アントニオ・デ・ラ・カランチャの言葉が胸に迫ります。

「精錬所に挽かれて粉になったのは、銀鉱石ではなく先住民の命である。ポトシで作られる銀貨1枚1枚は、鉱山で死んだ先住民10人分でできている。山にこだまするたがねの音は、先住民の悲鳴であり、うめき声である」

豊かだが不安定な経済、変化する政治

岡田　勇

1｜不安定で「狭い土台」の経済

　ボリビアは、植民地時代にはポトシの銀山、独立後はラパスやオルロの錫、今日ではサンタクルスやタリハの天然ガスというように、天然資源に依存する経済が続いてきました。このことは、ボリビアという国と人々が、極めて不安定な「狭い土台」に置かれてきたことを意味します。不安定というのは、銀・錫・天然ガスといった天然資源の国際価格が、グローバル経済の需給動向によって変動しやすいことに起因します。1970年代に軍事政権が続いたのも、民政移管後の1985年にいわゆる新自由主義経済改革が実行されて国営企業が解体されたのも、2006年に天然ガスが国有化されたのも、国際資源価格の高騰や下落を背景としていました。他方で、「狭い土台」というのは、そのような天然ガスや鉱物資源以外に生産性の高い産業が育ってこなかったことを意味します。

　ボリビアでは、政府が積極的に経済に介入し、国営企業によって資源開発を行う国家主導型経済モデル、逆に政府の経済への介入を最小化し、市場原理を最優先する新自由主義経済モデルが入れ替わってきました。このような経済政策のドラスティックな転換は、どうすれば天然資源に依存した経済から前進するかについての、試行錯誤の試みでした。しかし、1950〜2005年の56年間、GDP成長率は平均して2.8％、人口増加率

を割り引いた一人当たり GDP 成長率は平均してわずかに 0.5％でした。これは、いかにボリビアの成長率が低かったかを象徴的に物語っています。峻険なアンデス山脈、アマゾン熱帯雨林といった地理的な多様性が豊かさの源でありながら、インフラや通信・運輸において障害となってきたことを差し引いても、経済発展の難しさがうかがえます。

　このように不安定で「狭い土台」の経済の中で、20 世紀後半以降、人々が巧みに生きる術を学んでいったことは特筆に値します。アンデス高地の農村は基本的に自給自足型の農業でしたが、経済状態が悪くなると、新たな機会を求めて人々は新しい生業に乗り出していきました。首都ラパスや主要都市の近郊に掘っ建て小屋を建てて住みつき、税金は払わないが社会保障もないインフォーマル経済に携わる人々、そこから子弟を大学や高校に通わせる人々が急増しました。コチャバンバ県のコカ栽培地域に移住したり、東部低地に住み着いて新たに農業を始めたり、資源価格の下落にあった閉山した鉱山に住み着いて手作業で鉱石を掘り出す人々も現れました。

2 │ 変化する政治

　ボリビアの政治は、こうした新しい生業に携わる人々を取り込んで、変化を遂げてきました。1982 年の民政移管から 1990 年代中ごろまでは、民族革命運動（MNR）党、左翼革命運動（MIR）党、民族民主行動（ADN）党といった旧来からの政党が交代で政権を握ってきましたが、1990 年代中ごろに愛国良心（CONDEPA）党、市民統一連帯（UCS）党が急速に支持を伸ばしました。CONDEPA は首都ラパス郊外に移住してきたアイマラ農村出身者に支持を広げ、UCS はコチャバンバから生まれた新興商人をリーダーとする、新しい政治勢力でした。さらに 2000 年以後、コカ栽培農民組織のリーダーであったエボ・モラレス率いる社会主義運動（MAS）党が広い支持を集め、2005 年の選挙でモラレスは高い得票率で大統領に選ばれました。

　ボリビアの経済は不安定で「狭い土台」ですが、政治は広く多様な基盤

を有しています。ボリビアは1952年にメキシコに次いで革命政権を誕生させた国で、そのときから鉱山労働組合を中心に、労働組合の全国組織が強い影響力を持ってきました。また、ラパス県のアイマラ農民層などの農民組合も強固で、1979年に設立された統一農民組合連合（CSUTCB）は大規模な道路封鎖によって、民政移管を推し進めた経緯があります。

　エボ・モラレス政権は、国際資源価格の高騰に後押しされ、天然ガスと鉱業からの潤沢な歳入をもとに、新しい国家像を描いてほしいとの期待を担って誕生しました（p39〜参照）。新しいボリビアが不安定な経済基盤から抜け出せるか、インフォーマル経済に従事する新しい社会層との関係はどのように作られていくかなどが注目されます。

ボリビアのオキナワ

中島　敏博

　世界地図の中には2つの「オキナワ」があります。それは日本の沖縄とボリビアのオキナワ市です。1954年に始まった日本人ボリビア移住地の建設は歴史上、大きな挑戦でした。我々は、その歴史の裏側に、先人移住者たちの苦難の闘争の歴史があったことを、忘れてはなりません。
　ボリビアに対する日本の国際協力の淵源は、まさに移住者への支援事業にありました。

1 ｜ オキナワ移住地の歴史

　第2次世界大戦後、米軍の占領状態となった沖縄を救うため、戦前にペルーを経由して移住したラパス市やベニ県リベラルタ市在住の同胞は、募金活動や支援物資の輸送を「沖縄戦災救援会」の活動として1948年に開始しました。しかし、基地の建設により耕作地が奪われるといった実情を知り、根本的な解決措置として、集団的な移住呼び寄せを行うべきとの決断を下しました。それを受けて「沖縄戦災救援会」は1949年に自然解消し、沖縄県からの移住を実現させる目的に昇華した「うるま移住組合」が1951年に結成されました。
　「うるま移住組合」は、独自に移住地候補地の調査を行い、サンタクルス県で払い下げ可能な土地の購買交渉を始めました。さらにラパス市では、ボリビア政府による移住計画認可の手続きが進められ、1952年に当時のビクトル・パス・エステンソロ大統領により土地払い下げの認可がおり、翌年4月に移住者入国許可が交付されました。

この時期に並行してアメリカも、沖縄県農民の南米への農業移住計画案を検討していました。そのため、スタンフォード大学教授のジェームス・ティグナー博士が、南米各国の沖縄県出身者の活動状況を調査、「うるま移住地」も視察し、移住地として適切ではあるが、移住者に対する援助・指導が必要であると、ティグナー報告書で述べています。
　これがベースとなり、アメリカ政府もボリビア移住を承認し、ボリビア政府との交渉の結果、沖縄からの移民受け入れのための先遣使節団が派遣されるに至ったのです。
　当時のボリビアの状況は、1952年のMNR（Movimiento Nacionalista Revolucionario：民族革命運動党）による革命後、「道路網の連結」、「輸入に頼らない国内生産の強化」、「東部平原地帯の開発」、「国有化した鉱山の活性化」を目的に、鉱山の国有化や農地の改革を進めていました。サンタクルス県への日本人の移住は、このようなボリビア国内事情（農業政策）に合致し、また日本の窮状を救う一助として相互に裨益するものとなりました。

2 │ 入植—うるま病との闘い—

　1954年8月15日、「琉球政府計画移民」の第1陣278名、そして約1か月後には第2陣127名が「うるま植民地」に到着しました。しかし入植から4か月を経過したところで、熱病が発生し、半年間で犠牲者が15名に上りました。これは原因不明の風土病として、「うるま病」と呼ばれました（後の研究で、ネズミを媒介とするハンタ・ウイルスと考えられ、現在も散発的に発生が報告されています）。「うるま植民地」は、同疾病の流行地として移住に適さないと判断され、2番目の移住地パロメティーリャに移動する運びとなりますが、土地確保の交渉がうまくいかず、3度目の移住地ロス・チャコス村（現在のオキナワ第1移住地）に、最終的には落ち着くこととなりました。
　移住地の建設途上、風土病に遭遇し、移住者も保健衛生に不安を感じて

いたのでしょう。オキナワ第1移住地への移動完了と同時に、アメリカによる援助で、移住地内に診療所が建設されたことからも、保健衛生に対する移住者たちの逼迫した心情がうかがえます。

　その診療所は待合室、診察室、処置室、薬局を備えたものでした。1958年11月にはボリビア人医師を雇用し、診療所は正式に開所。翌年7月には、国際協力の潮流ともいえる、琉球政府の初代派遣医師である高良健先生が派遣されました。その後、1968年までの10年間で、派遣医師9名が移住地の保健医療に従事しました。また1967年より、当時の海外移住事業団が派遣医師事業を実施し、1995年に任期を終えた清水利恭先生までの27年間で、琉球政府時代を含む派遣医師は19名に上りました。

3｜行列のできる診療所

　1981年からJICA派遣医師として従事された瀬尾幸先生は、診療患者数を年間約4,000人から2万人を超えるまでに増やし、財政面を急速に改善させました。当時の状況を知る人は、「診療所に行列ができて、この行列目当ての屋台が出るようになり、患者様の中には遠くのラパス県やオルロ県から来ている人もいました」と、語っています。当時サンタクルス市にあった日本企業の駐在員夫人たちも、妊婦健診や出産はサンタクルス市内ではなく、オキナワ診療所に通院し、出産もオキナワ診療所で行うほどでした。

　瀬尾医師は、改善された財政状況を基盤として、移住地内の健康保険制度を構築するために基金を備蓄し、オキナワ移住地健康保険組合を設立しました。「これらオキナワ診療所一同の汗と努力の結晶は、移住地内の診療のみならず、国際医療協力にも大きく貢献することになり、その結果として念願であった移住者のための健康保険制度につながったものと思われる」と、瀬尾医師も語られています。まさに移住者支援事業とは、移住地を中心として周辺地域に生活の質の改善を引き起こす「地域総合開発」という、国際協力事業としての展開をもたらしたのです。

4 ｜ サンファン移住地の創設

　オキナワ移住地の建設と同時期に、ボリビア政府は日本人移住者の受け入れ歓迎を 1953 年 8 月に表明しました。これを受けて日本政府は、先方政府の意向確認、現地の状況調査のため調査団を、1954 年 1 月に派遣しました。

　同調査団に対してボリビア政府は、「日本人移住者の歓迎」、「入植土地選択の自由」、そして「移住者に対する援助」を約束しました。調査団は在留邦人有志の助言もあり、入植候補地としてサンタクルス県サンファン地区を選定しました。

　一方、南洋諸島で製糖経験を持つ西川利通氏（神奈川県出身）が、1954 年 8 月に現地を視察し、製糖事業を企画。サンタクルス日本人農業協同組合を設立し、事業地としてサンファン地区を選定した後、ボリビア政府に対して土地の払い下げ申請を行いました。

　海外協会連合会（以下「海協連」）が募集した 14 家族 84 名と単身 3 名の計 87 名（ブラジルで 1 名出生のため 1 名増加＝ 88 名）が、神戸港を 1955 年 5 月 15 日に出帆し、ブラジル・サントス港へ約 2 か月後の 7 月 8 日に到着しました。サントスを 7 月 9 日には発ち、汽車便で、ボリビアへ 7 月 19 日に入国しました。この移住者たちが「西川移民」と称される移住者でした。しかしボリビア政府は、移住協定が締結されていない状況では彼らの入国を認められないとの姿勢であったため、1956 年 2 月、井沢公使着任と同時に締結業務が進められ、同年 8 月には締結に至りました。

　その後、移住者受け入れ業務のため、海協連の職員が 1957 年に派遣され、都道府県海外協会を通じて、1957 年 6 月 21 日に計画移住第 1 次 25 家族 159 名が入植し、以来 1992 年 1 月まで 53 次にわたり計 1,685 名が入植しました。

　移住当初の生活は、今の移住地を知るものには想像もできない苦闘の連続でした。まさにジャングルの中の開墾であり、その特有の雨とぬかるみ

で、「犬も通わぬサンファン」といわれ、移住者の間には「出るも地獄、残るも地獄」との絶望感もありました。しかし、1959年に海協連の若槻泰雄氏（初代支部長）が派遣され、その不屈の精神と指導力により移住地を指導しました。同氏の3年にわたる勤務で、ボリビアに農業特産地を形成していく基盤が築き上げられました。

5 ｜ サンファン移住地の保健医療事情

　ジャングル奥地の住環境での衛生状態は、移住者の不安要素であったと思われます。入植当初、モタク椰子葺き小屋での診療活動と地域内の往診が、献身的な看護師（日本の看護師有資格者）により行われました。ボリビア政府により保健ポストが1959年に建設されましたが、ボリビア政府による同施設への医師・看護師の派遣はありませんでした。1961年には海協連の援助と農協の資金により、入院病棟の併設された診療所が建設され、海協連による医師の派遣が開始されました。派遣医師は、海外移住事業団、国際協力事業団（JICA）と移住地の支援機関は変遷しますが、1989年までの28年間で17代も続きました。さらに1991年より、サンファン移住地出身の仁田原憲二医師、その後池田洋子医師が勤務しており、JICAの現地医師本邦研修で育成された後継者が、移住地の医療を担っています。

6 ｜ JICA事務所へ相談に来る患者

　信頼を得た診療所の評判は、JICAへも伝わりました。私がJICAサンタクルス支所で勤務していた時期（1992～2003年）は、多くの市民がJICA事務所を訪問し、多様な相談、とくに高い頻度で健康状況を相談されました。JICAが移住地の診療所を支援、また医療機関への技術協力をしていることから、医療機関であると勘違いして来られる方も多かったと記憶しています。当然、何の処置もできませんが、お話をうかがった後、

日本病院で医師にご相談くださいと回答していました。
　このような事例は保健医療分野だけではなく、協力事業を展開していた各分野でも同様にありました。これも JICA が実施していた協力への市民の信頼の現れと思い、対応させていただいたことも懐かしい思い出でとして残っています。また明らかに勘違いされて訪問されている方であっても、国際協力を行う日本人として日本を、また日本人を信頼して事務所へ訪問されている方に対し、誠心誠意の対応の作法を移住事業の先輩方に指導いただいたことは、貴重な心の糧になっています。

7 ｜ボリビア地域開発の模範日系移住地

　1993 年に前政権のもとで発布された大衆参加法は、ボリビアの地方行政の大転換を迎えましたが、これを主導したのがカルロス・フゴ・モリナ氏率いるグループでした。地方行政、地域開発の専門家として大衆参加大臣に就任し、ボリビアの地方行政の分権化を進めた彼に、今後の日本の国際協力のあり方を尋ねた際の返答は興味深いものでした。彼は、「これまで日本が実施してきた移住地支援こそが、地域開発のモデルであり、ボリビアで唯一の地域開発の成功例なのです。今さら、日本が我々に地域開発の方法論を尋ねることはないと思います。日本の移住地が、総合的な開発を実施した国際協力のあり方を示していると思います。その経験と知見を、ボリビアの各地で広げてもらいたいというのが我々の希望です」と述べていました。
　移住者支援事業は、道路・インフラ整備・教育・保健・農業開発・農協組織化・地域行政、さらには後継者育成と多岐にわたり、様々な角度から地域開発を実施してきました。それは今日の国際協力の原点であり、ボリビア地域開発の模範として認識されています。また、日系移住者のこれまでの努力の上に築かれてきた日本人への信頼は、国際協力を実施する上で財産であると、実感しています。

| 参考文献

(1) コロニア・オキナワ入植50周年記念誌編集委員会『ボリビアの大地に生きる沖縄移民』オキナワ日本ボリビア協会，2005
(2) サン・ファン移住地入植30周年記念事業推進委員会編『サン・ファン移住地30年史—南米の原始林に挑んだ日本人の記録—』サン・ファン日ボ協会，1986
(3) サンフアン日本ボリビア協会『緑の輝く大地—サンフアン移住地入植四十周年記念誌1986年〜1995年（サンフアン日本人移住地十年間の歩み）—』サンフアン日本ボリビア協会，1997
(4) サンフアン日本ボリビア協会『拓け行く友好の懸け橋— 汗と涙、喜びと希望の記録　サンフアン日本人移住地入植50年史—』サンフアン日本ボリビア協会，2005
(5) ボリビア日本人移住100周年移住史編纂委員会『ボリビアに生きる』ボリビア日系協会連合会，2000

エボ・モラレス政権の誕生

岡田　勇

　2005年12月の選挙で、社会主義運動（MAS）党のエボ・モラレス氏が約53.7％の得票率で大統領に選出されました。この政権は、いくつかの点で、それまでの政権とは異なっています。

1 ｜ コカ栽培農民が大統領に

　大統領となったエボ・モラレス氏は、1980年代から撲滅キャンペーンが展開されていたコチャバンバ県チャパレのコカ栽培農民運動のリーダーで、オルロ県の農村出身のアイマラ系です。人々は彼を「エボ」と呼び、彼もそう呼ばれることを好みます。高い教育は受けていないものの、正直な物言いと親しみやすい人柄が人気を集めました。また、彼が政権入りした後、政府は継続してコカインの原料となるコカ栽培農地の減反を実施するとしていますが、コカの葉の咀嚼は文化的慣習であることも積極的に主張されるようになりました。

2 ｜ 天然ガスの「国有化」

　経済面では、2003年と2005年に2人の大統領を辞職させるほどの政治動乱を繰り広げ、2004年に国民投票で決定された天然ガスの「国有化」が実行に移されました。天然ガスは1990年代末に相当規模の埋蔵量が発見された後、外国資本による探査と生産設備への投資が進んでいましたが、2000年前後の不況期に人々の不満と期待が集まるようになりました。そ

うした中、当時のゴンサロ・サンチェス・デ・ロサダ政権が天然ガスをチリ経由で輸出しようとすると、それまでの緊縮経済や民営化政策、歴史的に因縁のあるチリへの輸出に反発する人々の抗議運動が高まり、2003年に同大統領は辞任する事態になりました。副大統領から昇格したカルロス・メサ大統領は国民投票を実施し、天然ガスの国有化について過半数の賛成が投じられると、2005年にその方式を定めた新法を制定しましたが、退陣を余儀なくされる事態に発展しました。このような背景下にあって、モラレス政権は2006年5月に「国有化」政策を実行に移しました。これは実際には多国籍企業の採掘を維持したまま、採掘直後の天然ガスに高税率を課し、長期契約によってブラジルとアルゼンチンに輸出させるというものでした。折からの天然ガス価格の高騰にともない、幸運にも外資撤収ではなく国家歳入の激増を生み出したため、新しい社会保障政策や公共事業が可能となり、社会にも恩恵をもたらしました。

3 ｜ 多民族国家の建設、新自由主義からの脱却？

　就任後のモラレス政権は、もう一つの懸案事項となっていた新憲法制定に乗り出しました。その中には、多民族国家の規定、県・基礎自治体・先住民共同体の自治権、天然資源の管理体制、新しい司法・立法の仕組みなどが盛り込まれました。新憲法の制定作業は容易ではなく、2006年から2008年まで、新憲法の諸規定をめぐって利害関係者、とくに中央政府とサンタクルス、タリハ、ベニ、パンドといった諸県との激しい政治対立が起きましたが、最終的に妥協が実り、2009年に国民投票で新憲法が可決されました。

　新憲法は、先住民農民層の地位を高め、これまでの新自由主義の経済モデルに変わる「よく生きる（Vivir Bien）」の精神に則ることとされます。こうした理念を実行に移すために、様々な法律が施行され、細かい権利義務関係が定められることになりますが、その作業は未完成でもあり、成果はまだ見えていません。「国有化」されたとはいえ天然ガスに頼る経済は

続いており、拡充された社会保障の持続可能性も確かではありません。エボ・モラレス政権の改革の成果と去就については今後が注目されます。

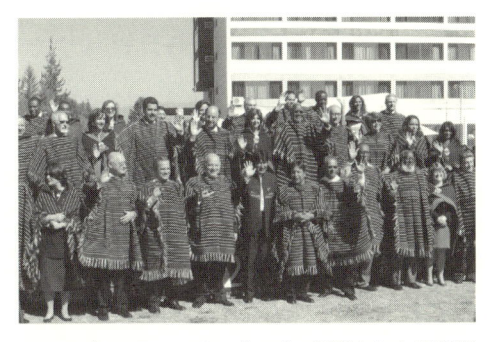

▲ 2012年6月、コチャバンバで開催された米州機構総会でのモラレス大統領（前列中央）と各国外相（筆者撮影）

標高 3,800m　未知の世界！

倉内　さつき

元青年海外協力隊、助産師

　富士山より高い場所にある町。私が活動した場所である。そこは想像とは違い、普通の田舎町の風景が広がっていた。しかし、高地寒冷の気候、家の中でもコートが必需品。手洗いがつらい。霜焼けで苦しんだときはさすがに任地を変更したくなった。自分が今までいかに恵まれた環境の中で生活していたのか、身をもって知った場所だ。

　そんな環境での活動。派遣先は第二次救急病院。日本の医療設備の整った環境で培った知識・技術はあまり役立たなかった。頻繁に起こる停電、盗難防止のために施錠された場所に保管されているため使えない機材、資金不足で薬や資材が揃わない現状。日本での常識が通用しないことに少し愕然とした。自分ができることは何かと考えたとき、出てきた答えは「日本人としての精神・看護の基本の伝達」「看護の質の向上」。これなら自分にもできると考えた。病院スタッフとともに、看護のあり方、患者さんへの対応を考え、手本となるよう行動として示した。院外でも積極的に保健指導を行った。ある婦人から、産まれた子どもに私の名前をつけたと感謝されたときは、自分がやってきたことが間違いではなかったと思え、嬉しかった。任期中には、スタッフ・現地の人に相手にされず、悩むことも多々あった。が、手を差し伸べてくれたのも彼らだった。共に活動し歩んできたことは、習慣として定着するまでには及ばないかもしれない。しかし、彼らの意識

の向上にはつなげられた。現地の人へよい影響が与えられたと期待したい。

　この活動を通して、自分のあり方・看護観を見つめ直すよい勉強にもなった。この経験が、今、仕事の中にも生かされ、以前よりも患者さんに寄り添い、柔軟な頭で考える看護が展開できていると思う。ボリビアでの貴重な経験に感謝したい。

第 ❷ 章
アンデスで消化器疾患に挑む

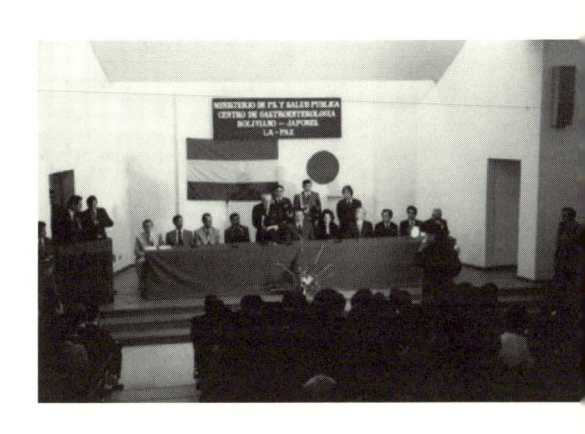

ボリビア消化器疾患研究センターの設計を通して

岡野　正人

1 | 初めの一歩

　もう37年前になります。当時の上司から、英語が少しできるなら行って来いと言われました。どこにあるかもわからなかったボリビアと、その後、浅からぬ関わりを持ち、ラパス、スクレ、コチャバンバの3か所の消化器疾患研究センター（以下「消化器病センター」）を設計することとなりました。

　初めの一歩は、JICAによる、1977年6月の基本設計調査団への参加に始まります。調査団の出発を前に、在日ボリビア大使館を表敬訪問しました。そこで、日本とボリビアの医療協力プロジェクトで強力な橋渡し役を担うアーノルド・ホフマン・バング先生、井上千賀子先生ご夫妻とお会いしました。その後、このお2人には、大変お世話になります。

2 | ラパスの消化器病センター

　東邦大学大森病院の亀谷寿彦先生を団長とする基本設計調査団が、1977年6月7日に羽田から出発。リマ経由でラパスに到着しました。ラパス空港は海抜4,100mで、飛行機のドアが開いた途端、耳がツンとして気圧が下がるのがわかりました。飛行機のタラップを降りると、鼓動が速くなり息苦しい。気圧が低く酸素が少ないことを実感しました。

首都ラパス市は海抜 3,700m、調査団の何名かが到着早々に高山病の洗礼を受けました。乾燥したラパスの空は真っ青で、雪に覆われた標高 6,439m の美しいイリマニ山を望む都市です。

　ボリビア側から提供された建設予定地は、サンアンドレス大学医学部総合病院の中にあり、病院関係者の駐車場として使われていた約 6,000㎡ の土地が提供されました。

　ボリビア厚生省や国立病院との協議の末、このプロジェクトはベッド数を 30 床に絞り、外来部門、X 線部門、内視鏡部門、検査部門、手術部門に重点を置く消化器疾患専門の臨床研究施設とすることが決まりました。さらに、ボリビア側の強い要請により、200 名収容の研究発表用のオーディトリアムが併設されることとなりました。

　ボリビア医療関係者との設計打ち合わせと並行して、現地の建設事情の調査も行いました。当時、建設資材のうち基幹となるセメント、鉄筋、ガラス、アルミサッシなどの資材はほとんどを隣国ブラジルやチリ、ペルーからの輸入に頼っていました。現地で調達可能なものは、穴あきレンガやテラゾーブロック（セメントタイル）に限られていました。

　調査を終えて日本に戻り、施設の設計に入りました。設計中は、亀谷先生や安部井徹先生を幾度と訪ね、医療施設の指導を仰ぎました。

　基本設計が終了した時点で、設計案説明のために、安部井先生を団長として、9 月に再度ボリビアへ赴きました。

　ボリビア厚生省、国立病院、その他医療関係者に基本設計案を提示し、おおむねの了解を得ました。その後、詳細な実施設計へと進みました。

　建設工事は、入札の結果、フジタ工業が落札しました。工事を担うフジタの面々は、隣国ペルーのリマに拠点があり、皆スペイン語が達者でした。

　ラパスの消化器病センターは 1978 年 4 月に着工し、フジタの日本人技術者とともにペルー人技術者が工事指導に当たりました。

　ボリビアも南米ラテン諸国特有の「アスタ・マニャーナ（また明日！）」という楽観的なメンタリティーを持ちます。仕事の約束、とくに時間的な約束をなかなか守りません。慣れない当初は、何度もカリカリと胃が痛む

思いをしました。しばらくすると、その辺のルーズさは想定の範囲となり、気にならなくなりました。「郷に入っては郷に従え」で、自分自身も南米式にアスタ・マニャーナの生き方が身についたようでした。

　工事中に、ショッキングな出来事がありました。柱の鉄筋を建て、コンクリートを流し込んでいるときに昼休みとなり、職人が一斉に持ち場を離れてしまったのです。まだコンクリートは柔らかいままで、柱の鉄筋がだんだんと傾いて倒れてきました。大急ぎで、現場の職長に事情を訴え、柱の鉄筋を所定の位置に垂直に建て戻し、コンクリートを打ち直しました。他にも、通常日本では考えられないことがたびたび起きたものです。

　建設工事には様々な職種が必要ですが、中でも石工の技術は、さすがにインカ文明の末裔らしく、優れた技能を見せてくれました。敷地周辺は、大昔には川が流れていたらしく、基礎工事で敷地を少し掘ると礫層となり、大きな玉石がゴロゴロ出てきました。石工はその大きな玉石を根気よく割って利用し、舗装の敷石にし、また塀や擁壁を組み上げました。綺麗に石を敷き込み、積み上げる優れた技能には感心させられました。

　セメントも鉄筋も輸入品で高価なため、鉄筋コンクリートを用いるのは、柱と梁、床の主要構造部分のみとしました。外壁も、内壁も、穴あきレンガを積み上げて、その上をモルタルプラスターの左官で仕上げるのが現地のやり方でした。

　ボリビアは海を持たない国で、日本からの資材や医療機器の輸送は、太平洋側のペルーのアレキパ港、または、チリのアリカ港に陸揚げされました。そこから、アンデス山脈を横切ってラパスに運ばれました。途中の山間の陸路は、未舗装の部分が多く、積荷は相当揺れたようです。ラパス到着時には変形したり壊れてしまった資材や機器もありました。それらは日本から再輸送せざるを得ませんでした。重要なオートクレーブ（蒸気滅菌器）も壊れていて、部品を急遽取り寄せましたが、引渡し期日には間に合わず、ボリビア側に迷惑をかけました。

　初めてのボリビアでの建設工事で、工事中にはいろいろとトラブルもあり、1979年3月にラパスの消化器病センターは難産の末に完成しました。

大きな失敗もしました。現地のやり方では、穴あきレンガを積んだ後、十分に時間を置いて、レンガのモルタル目地が収縮するのを待ちます。しかし、この建物は地下部分の工事に工期を取られ、工事を急がねばならず、十分な収縮期間を置けませんでした。完成引渡し後に、壁に細かいひび割れが発生しました。1年目の瑕疵(かし)として、工事元請会社がすべて補修し綺麗に仕上げ直しました。

3 ｜ スクレの消化器病センター

スクレは、世界遺産に登録された、スペインコロニアル建築の白壁が美しい町です。標高はラパスより1,000mほど低く、過ごしやすい。この町の小高い丘の国立病院用地に、2番目の消化器病センターが設計され、1979年4月に建設工事が始まりました。

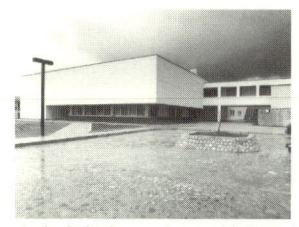

▲完成当時のスクレの消化器病センター

工事は順調に進んでいましたが、日本で設計を担当し現場常駐していた同僚が、スクレ赴任間もなく肝炎を患い、急遽、代わりに私が再度ボリビアに赴くこととなりました。

病棟は、当時まだ使っていない既存の建物を利用し、渡り廊下で研究本棟とつなぐ設計となりました。1階に外来部門と内視鏡部門、X線部門、2階に検査部門と手術部門をそなえる地上2階建ての建物となりました。病棟がない分、ラパスに比べて余裕のある施設となりました。

1年の工事期間を経て、1980年3月末に完成しました。スクレでは、研究本棟内の医療設備以外にも、既存病棟内の医療設備とともに、入院患者給食用の厨房機器が設備されました。

4 ｜ コチャバンバの消化器病センター

インカの言葉、ケチュア語で「水溜り」を意味するコチャバンバは、標

高2,500m、清涼な気候で過ごしやすい町でした。ボリビア第3の都市で、農産物の集積地となっています。インカ文明を支えたアンデスの土地は肥沃なのか、野菜がとても美味しく、おかげで大の野菜好きとなりました。

コチャバンバの消化器病センターのために、国立ビエドマ病院の一角、約4,000㎡の土地が提供されました。3番目となるコチャバンバの消化器病センターの設計は、先行したラパスとスクレでの反省や教訓を生かすことができました。建物は1980年4月に着工されました。50床の病棟部を含む、2階建ての建物は、平面的に広がりのある明るい施設となりました。ボリビアの高原地帯は、晴天率が高く、日差しが強い。その太陽光を活かして、この建物には、太陽エネルギーを利用した温水パネルが設置され、施設内の給湯に利用されています。工事は順調に進み、1981年3月に完成しました。

5 │ その後

3か所の消化器病センター建設の無償資金協力と平行する医療協力がうまく機能し、ハードとソフトの両輪の協力関係が評価されたようで、その後も、ボリビアへの医療協力プロジェクトは続けられました。

低地のトリニダに母子病院が建設され、さらに、第2の都市サンタクルスに総合病院が建設されました。

幸いにも私自身、これらの医療施設の設計に携わる機会に恵まれ、ボリビアに足掛け7年関わるという貴重な体験をしました。この経験を通して、多くの方々と出会い、そして多くのことを学びました。

その後、無償資金協力で、看護学校がコチャバンバの消化器病センター隣接に完成し、さらに、同じ地に母子病院が完成しています。

近年、ボリビアに出張した同僚の話によると、これらの医療施設はとても綺麗に維持されていて、設計に携わった者として嬉しい限りです。

ラパス消化器疾患研究センター開所へ

吉雄　敏文

1 ｜ 研修・派遣の始まり

　このプロジェクトとの最初の関わりは、1977年7月8日より2人のボリビア人ドクター（内科ビリャ・ゴメス先生と外科ムニョス先生）が大学に研修に来たことです。

　ムニョス先生とは一緒に手術をしましたし、奈良での学会には2人で出かけたりしました。

　その後、1978年より、日本からも医師・X線技師・検査技師・病理検査技師のボリビア派遣が始まり、内科・病理検査・技師は1年周期で、外科は3か月周期で（1年間手術経験から離れるのは若い外科医にとってはつらいという理由で）ローテーションされていました。私が出向する前には外科では大谷先生、小林先生が派遣済みでした。

　ここに1冊の大学ノートがあります。1979年に3か月間ボリビアに出向したときの日記帳です。これを読み返しながら当時の記憶をよみがえらせ、たどってみたいと思います。

2 ｜ ラパス消化器病センター開所作業

　3月15日、北海道対がん協会検診センター所長の田村先生と一緒にサンフランシスコ（1泊）・リマ経由で、17日午後0時30分ラパス着。当時のラパスの消化器病センターは建物ができたばかりで、センター長ホフマン・バング先生、内科医長ビリャ・ゴメス先生、外科医長フェルナンデ

ス先生のスタッフで、医療プロジェクト係はホフマン・バング先生の夫人である井上先生（産婦人科医）でした。また、当時の日本のスタッフは内科が保坂先生・古部先生、病理が一森先生、X線技師が山内君・石岡君（北海道対がん協会検診センター）、病理検査技師が長峰君の皆さんでした。

　3月29日から31日はスクレ（ムニョス所長）、4月1日から3日はコチャバンバ（カルバーリョ所長）の2か所へ田村先生と一緒に視察に出かけました。両所ともにまだ消化器病センターの建物が設計中で、大学病院の一隅を借りて診察を行っていました。4月6日、田村先生は帰国。

　現地スタッフと日本側スタッフのラパスの消化器病センター開所作業が本格的に始まりました。4月22日、日本人スタッフ（内科の杉本先生一家、病理の海老原先生、病理検査技師の田村君）が到着。

　4月27日正午、ラパスの消化器病センターの開所式が、大統領、日本大使、JICA井上副総裁隣席の下で開催されました。このときボリビア厚生大臣から浅田学長の代理として勲章の授与を受けました。

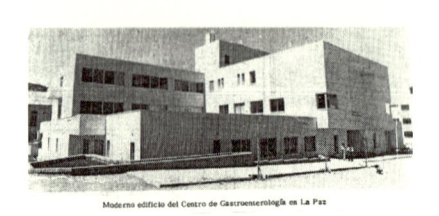

▲完成したばかりのラパス消化器病センター

　5月1日、1年任期を1年半まで延長して頑張っていた保坂先生一家が帰国。5月9日、病理の一森先生一家と病理検査技師の長峰君一家も帰国しました。

　5月17日、X線技師の山内君とマリア・ルイサ・クティエレス嬢との結婚式に、石岡君とともに立会人として出席しました。彼らは帰国後1男1女に恵まれています。

　5月28日から31日は杉本先生、海老原先生と一緒にスクレへ出張。29日に大学講義室で日本の胃癌取り扱い規約について講義をしました。5月30日から6月4日にコチャバンバの消化器病センターを視察の後、ラパスへ戻りました。

　6月7日、井上先生の依頼でフェルナンデス先生、ヴァイエー先生と一

緒に胆嚢摘出の手術を新消化器病センター最初の手術として施行しました。翌8日 Achalasia 患者に対して Heller's cardiomyotomy を、Megasigma の患者に対して High anterior resection の2つの手術を行いました。

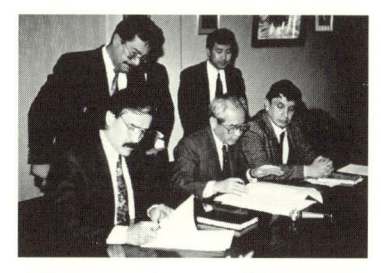

▲第2フェーズミニッツ締結の調印式をボリビア厚生大臣と執り行った

6月9日、レストラントウキョウの2階の席で、年1回のフェスティバルの踊りを鑑賞できました。一見の価値があるパレードでした。

6月11日午後10時20分帰国の途に。マイアミ・ロサンゼルス経由で、6月17日午後4時5分成田着。

3か月の出向後も、日本ボリビア消化器病学会やボリビア国内の消化器病学会での講演発表、1992年から1995年に行われた第2フェーズの責任者としてミニッツ締結、その他の実施調査など、合計すると10回ほどボリビアを訪れています。

ボリビアの人々は好日的ですし、滞在中に嫌な思いをしたことはありません。ただ飛行機内で過ごす時間の長さ（ちょうど地球の反対側ですから）と高山病（とくにラパス）のつらさだけは慣れることができませんでした。

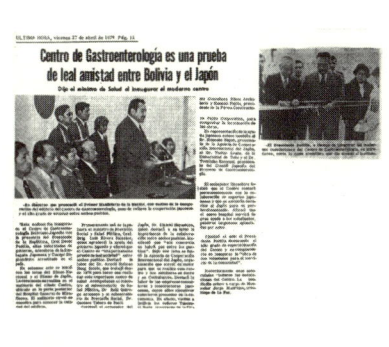

▲1979年4月27日ラパス消化器病センター開所式典の新聞記事

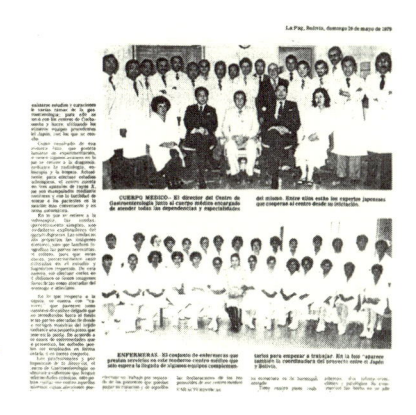

Un desafío para la Enfermedad Gastroenterológica en Los Andes

技術協力プロジェクト最後の
派遣メンバーを務める

桑原　利章

1｜心躍るボリビア出張へ

　医局長の仕事を2年務めた直後にいただいたご褒美がボリビア出張。主任教授より話をいただき心は躍りました。今まで多くの先生方が築き上げてこられた日本とボリビア（日ボ）の医療協力援助は、人材面での相互交流を柱としています。そのため、東邦大学医療センターで学び、自国へ戻られたボリビアの先生方との協力・相互理解のもとに素晴らしい発展を遂げてきました。

　待ちに待った夢の町、首都ラパスの空港から市内のホテルに到着しましたが、高山病による頭痛に見舞われ、6時間おきに鎮痛剤の世話に。翌日、日本大使館での挨拶を終え、標高の低い町であるコチャバンバに移動してからは体調が万全となり、多くの親日家の先生方の歓迎を受け、長きにわたる日ボの医療協力の成果が花開いているのを確信しました。

　毎日楽しくコチャバンバの消化器病センターでの活動に参加。朝のカンファランスから始まり、手術、職員との歓談と充実した毎日の中、土日は丸1日フリーのため、日本に来られた仲良しのゴンザレス先生やゲーラ先生がボリビアの本物の自然を体感して欲しいと、いろいろな場所に案内してくれました。アマゾン上流のチャパレ村のイチロ川でボートに乗っての魚釣り。次週はポトシの方角のトロトロ村で、恐竜の足跡の見学や鍾乳洞の探険。遊園地での家族団らんに招待いただくなど楽しい企画が満載で

した。コチャバンバ消化器病センターでは、風土病のシャーガス病で腹部膨隆し、腸捻転を生じた患者の結腸切除手術でボリビア式腹壁閉鎖法をゴンザレス先生たちから説明を受け、理にかなっていると感心しました。町中を歩くとボリビアの地でもカラオケの名前の店があることに驚き、音楽は万国共通文化と再認識しました。

2｜スクレ消化器病センターでの活動

　6月6日よりコチャバンバからスクレに移動。ここのスクレ消化器病センター長はムニョス先生で、我々医局員には顔なじみの先生です。スクレ消化器病センターでの活動は主にリオス先生が外科手術に呼んでくださり、午後は同行の先生とお互いの得意分野の講義をしました。私の担当はこのセンターに機材供与される全身CT検査の、主に読影の話をさせていただきました。スクレ消化器病センターの外科の先生方のホームパーティーにも招待いただき、ご家族との友好も深めることができました。休日には観光地のタラブコにバス旅行をしたり、市内観光は自分の足で歩き回りました。この町の壁は白を基調とし、屋根はレンガ瓦のオレンジ色。晴れの日の多いこの地の空は真っ青で、こんなに大空は青かったのだと感動したことをよく覚えています。

3｜学会、村の歓迎式典に参加したラパス

　6月23日、いよいよ3番目の目的地、ラパス消化器病センターへ移動。センターでの回診後はサンタクルス近郊の避暑地サン・ハビエルでの「第3回JORNADA大腸肛門病学会」の発表準備などに時間をあてました。6月30日に

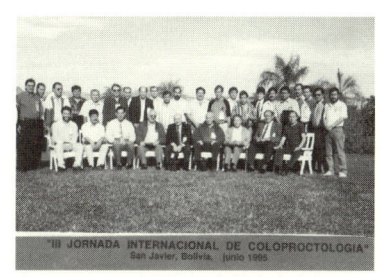

▲ JORNADA 大腸肛門病学会出席者

サンタクルスの町へ飛行機で移動。この地からバスで約6時間要し、やっと目的地のサン・ハビエルに到着しました。正午から開始予定の学会発表は、会長を乗せたバス（私たちと同じバス）が遅れ、夕方の到着となったため、この日の午後の発表予定者は希望者のみ翌日の発表になるなど、日本との学会運営の違いを目の当たりにしました。翌日に「下部大腸癌の術後再発におけるCT診断とCTガイド下針生検の意義」の演題で発表。3日目は学会終了後に、近くの伝統のある教会で有名なコンセプション村での歓迎式典にて、村の名誉市民の栄誉にあずかりサインをしました。ラパスに戻ってからは、ラパス消化器病センターのスタッフと今回の第2フェーズの評価などについて話し合いを行いました。7月11日に吉雄敏文先生を団長とする最終評価のためのミッションが到着。

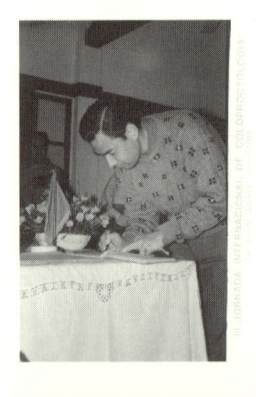

◀コンセプション村の名誉市民としてサインする筆者

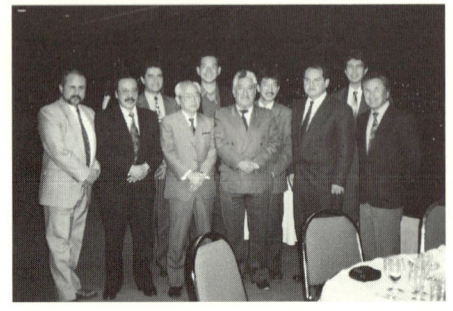

▲ミッション団長主催パーティーにて

　7月18日夜、ラディソンプラザホテルで開催されたミッション団長主催のパーティーには、ボリビア厚生大臣をはじめとする多数の参加がありました。

　月末までの瞬く間の任期満了に向け、ラパス消化器病センターの内科医ロザ先生に「東邦大学第一外科でのCTガイド下針生検の手技」の英文原稿をスペイン語に翻訳していただき、ロザ先生の原稿として発表いただく

こととしました。ラパス消化器病センターでは、CTが導入されて診断向上に大いに貢献していますが、維持管理にかかる費用を考慮すると、ボリビアでは民間人にとって非常に高額な検査費用を請求されることになります。日本との医療格差は国の経済事情に左右されることが大きいと痛感しました。

4 ｜第2フェーズ最後の任務を終える

　ラパス最後の週末は、ラパス消化器病センターの医師たち家族約20名がユンガスにあるヤナカチのパボン先生のホテルVilla TAKESHI HOTELへ招待してくれました。首都ラパスから片道3時間ほど、急な山間を下ると温かな目的地に到着。ラパスでは雪がちらついていたのとは正反対で、ホテルのプールでは泳ぐこともでき、夕暮れには蛍も飛んでいました。7月25日はラパス消化器病センターへ行く最後の日。センターから感謝状をいただき、職員の方々との友好を確かめました。翌26日、JICAの所長さんと日本大使館に帰国の旨の挨拶に行き、約3か月の消化器疾患研究対策第2フェーズの最後の任務を同僚の本田先生と元気に終えることができました。多くの東邦大学の先輩方や同僚が楽しそうにボリビアに行くのを見送っていた自分でしたが、最後の派遣メンバーに推薦して下さった第一外科主任教授の吉雄敏文先生に、ボリビアの多くの友人たちに心より感謝いたします。

消化器疾患研究センター設立に向けて
―遠き過去になりつつある 貴重な経験の思い出―

川村　貞夫

1 | はじめに

　当時の第一外科亀谷教授、第二内科安部井教授からボリビアの消化器病センター設立に参画して欲しいという話があり、そのときに北海道対がん協会検診センターの田村先生の話も聞かされました。そして後述する病理の私、技師の井手忠君も含めた第1陣の専門家グループが組まれたのです。世界地図でボリビアがどこにあるかを調べ、初めての公用旅券を持ちながら飛行機に乗り込み、飛び立ちました。

　ラパスの飛行場で、飛行機から降りようとしたとき、誰かの「ゆっくりと歩いてください」という声が聞こえましたが、待合室の方へ歩いて行きながら、気圧も「それほどのこともないな」という印象を持ちました。待合室ではコカ茶をいただき、ホフマン・バング先生、奥様の井上千賀子先生たちが迎えに来てくださっていたと思います。

　渡航前の身体検査で、呼吸性不整脈のため何回か心電図を取らされていたことが少々心配でしたが、若さ故に、ほとんど気にしていませんでした。飛行場からの車窓から見えるのは、木のほとんどない土の岩と、それにへばりつくような、写真で見た家々。よくも地球の反対側の遠いところに来たものだと、感慨を持ちながら一直線に道路を下り、ホテルに到着しまし

た。それまで物珍しさが先に立ちあまり気がつきませんでしたが、確かに空気が薄いなという感覚をそのとき味わいました。それからはどこへ行くにも坂道の多い町中を、息を切らせながら歩き回りました。高所のためか食欲がなく、木造の日本会館の2階にある日本食堂へ、うどんなどを食べによく行ったのですが、2階に上がるにも息が切れたことが思い出されます（4か月の滞在にも関わらず赤血球数の増加が帰国後わかりました）。また、ホテルで家族に手紙を書いているとき、なかなか漢字が出てこなかった記憶障害には驚きました。

2 │ 東邦医大第1派遣団

　私たちの実質的な第1派遣団は、安部井内科教授を団長に、病理の私と臨床検査技師の井手忠君、内科の保坂先生、外科の大谷先生、小林先生、診療放射線技師長、若い診療放射線技師、東芝メディカルのお2人だったと思います。

　私たちは出かける前に、来日していたスクレの優秀な外科医のムニョス先生からスペイン語の講義を受け、何とか片言が話せるようになっていました。そのため現地で会話を試みたところ、思ったよりも相手に通じたので嬉しかったことを思い出します。言葉で驚いたことは、12歳までペルーで育った安部井教授が、それまで英語でボリビア側と話し合っていたのに、2か月ぐらい経ったころだったと思いますが、スペイン語がすらすらと出てきたではないですか。やはり12歳までに憶えた語学は忘れないという言い伝えは正しいと皆で感心しました。

3 │ ボリビア側との人間交流

　我々専門家の携行機材はなかなか到着せず、その間はラパスの病院、大学医学部などを回り、専らボリビア側とのコミュニケーションを図ることに専念していました。ある病院では確か、ベルギーから供与された一般X

線撮影装置が放置されていたことが思い出されますが、そのとき、援助というものはモノとヒトの継続が必須だと痛感しました（この点については保坂先生が指摘していますが、この国際医療援助は東邦大学の誇るべき歴史の一コマだと思っています）。

　ボリビア側関係者の内科のビリャ・ゴメス先生をはじめ、ほとんどの医師は英語が堪能で大変助かりました。知り合いになった病理の教授、そして私よりも年上のマチカオ先生もアメリカ留学の経験者で、英語が堪能でした。よく彼と話し合い、また南米特有の病気についても教えてもらいました。シャーガス病もそうでしたが、今になって日本で話題になるとは思いもしませんでした。黄熱病の肝臓病理標本も見せてくれ、野口英世のことは彼もよく知っていました。

　帰国に際して、JICAの許可を受けて家族をボリビアに迎え、ボリビア人と交際を深めました。とくにマチカオ先生には自宅へ呼んでいただき歓待を受けました。そのとき、「稲穂は実れば稔るほど頭を垂れる（謙遜する）」という日本の諺を紹介すると、大変いい言葉だと感心していました。日本人の謙譲の美徳を伝えたかったのですが、彼はよく理解してくれたと思います。それほど彼は立派な人でしたし、家族も皆いい人でした。彼は窓から見えるボリビアの丘々に木がないのを見て、アメリカのArizonaの意味は、何もないzoneの意ですよと教えてくれました。彼もアメリカ留学時のことを思い出していたのでしょう。名前は忘れましたが、他の病院によく英語を話す病理医がいて仲良くなり、彼が日本に来たときは鎌倉などいろいろと案内をしました。もう一度会いたいものです。

4｜携行機材到着の待ち遠しさ

　さて、JICAから届くはずの機械類は2、3か月音沙汰がなく、チリの港に着いた後も、陸路でボリビアに運ばれるため、南米時間で遅くなるということでした。我々はやることがなく、引き続きボリビアの人たちとの交流を深め、多くの場所を視察して回りました。井手技師のカウンターパー

トである病理技師のマリアの祖母のお葬式に参列し、お墓まで楽隊つきで行進するということもありました。縦になったコンクリートのお墓を見るのは初めての経験でした。そして参列した私と井手君はマリア家の人々に感謝されました。よき交流の機会でした。

　もう一つ思い出すのは、日本で血圧の高い人は、高地では元気になるということです。東芝メディカルの若い人は血圧が高かったのか、現地でも元気で、平気でお酒を飲んでいました。ある日、ビリャ・ゴメス先生の家だったと思いますが、突然バタンという音がしたので何かと思ったら保坂先生が失神していました。ボリビアの人は慣れているのか寝かせておけば大丈夫と平然としていました。私はあまり飲めないので初めから控えていたのがよかったようです。

　話は前後しますが、大学病院の解剖室に案内され、その暗い部屋に目が慣れると、死体がごろごろと転がっていることに気がついたときには本当に驚きました。日本では江戸後期か明治初期の時代の光景ではないかと思ったほどです。あれから30有余年の今はこんなことはないと思いますが、たくさんのカルチャーショックの一つでした。

5｜やっと来た機材の設置、そして残留組を残して

　約3か月後ようやく携行機材が到着し、各科がそれらを設置して動かせるようになったのですが、電圧が日本と異なることを忘れ、現地の人がショートさせたりと大変でした。一応かたちを整え、使えるようにしましたが、大変な仕事でした。しかしこれにより、病理では迅速薄切ができるようになり、井手君がそれでHE染色したものを見せると、彼らのパラフィン薄切よりも立派で皆喫驚していました。

　私たちは短期の4か月の滞在で、設定を終えて帰国しましたが、3地区の消化器病センターの建設はその後のことです。

6｜私の第2のミッション―やはりラパスは高地だった―

　3地区への病院建設が一段落したころ、私は2回目のミッションで再びボリビアに出かけましたが、このときは風邪気味だったのか、息苦しく、ホテルで一人静かにしていました。しかし、コチャバンバ視察へ向かう途中、ラパスの飛行場で全身痙攣を起こし、すぐ飛行場内の医務室で酸素吸入を受けました。その後、コチャバンバ行きの飛行機に乗り込み、酸素マスクをつけながら当地に着き、できあがっていた当地の消化器病センターへそのまま入院しました。当時、私よりも年上の第一病理の福永教授さえ大丈夫だったのに、ボリビアへ行った全員の中で高山病になったのは私だけで、本当に皆様のお世話になったことをここで改めてお礼申し上げます。亀谷教授、安部井教授、福永教授、田村技師など皆さん、あの世で笑っていると存じます。

　思い出はもっともっとあるのですが、紙面の都合で、この辺で閉じたいと思います。

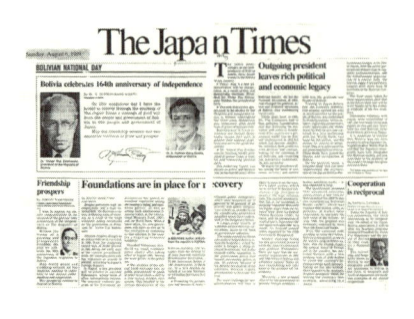

▲ The Japan Times 1989年8月6日号
　ホフマン・バング先生（ボリビア国日本大使）のメッセージが掲載

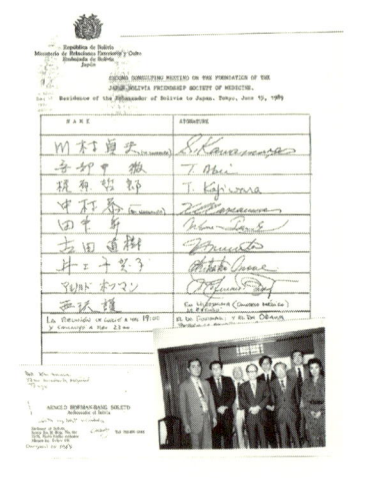

▲ 1989年東京におけるボリビアと日本の会議参加者（ボリビア大使公邸にて）

ボリビアへの医療技術協力

田村　浩一

　1976（昭和51）年11月から12月にかけて、南米のボリビアへ医療協力実施調査団（JICA）の一員として出かけてきました。この調査団において先方と具体的な技術協力についての調印が行われました。

　その結果、向こう3年間に日本から先方の大学病院に消化器疾患研究センターを設置するための医療器械と専門医師の派遣、先方から日本への研修者の受け入れが行われることが決まりました。これと並行して外務省を介して先方へ、このセンターの施設（約7億円）を無償供与する取り決めができ、我が国から建物から内部設備も医療技術もすべて援助されて、ボリビアに立派な消化器疾患研究センターができることになったのです。

　調査団は東邦大学亀谷寿彦教授（外科）を団長とし、安部井徹助教授（内科）と私と事務官の4名で、私は主に将来、検診を実施するにあたっての必要な設備、器材などの選定という実際面を担当しました。

　ボリビアの面積は日本の3倍、人口は約500〜600万人で北海道と同じくらい。首都ラパスにメインのセンターを、ついでスクレ、コチャバンバの地方都市にサブセンターをつくる構想で、北海道での検診体制の経験が役立てば幸いと考えたのです。

　この国は南米の中央にあって、国土の3分の1はアンデス山系で平均4,000mの高原が広がり、人口の85％は2,500m以上の高地の住民です。我々は高地の酸素不足に悩まされましたが、彼らは平均で赤血球530万、血色素量Hb（ヘモグロビン）18mg、Ht（ヘマトクリット）48％以上（日本人男性の参考値：赤血球420〜554万、Hb13.8〜16.6、Ht40.0〜50.0）という適応条件で、この高原でサッカーを楽しんでいるのには驚

きました。一方、ブラジル側はアマゾン川流域の原野で全くの熱帯ですから、国全体として風土・気候に大差があります。国民の半数は原住民のインディオで、10％はスペイン系、残り40％が両者の混血系と分かれています。インディオの女性は山高帽をかぶり、色とりどりのポンチョをはおり、子どもを背負い、風呂敷包みをさげて歩くなど、我々と似ていて近親感を持ちます。

　インカの遺跡は方々にありますが、ラパスの近く、チチカカ湖のほとりに有名なティワナクの遺跡があり、日光がさんさんと注ぐアンデスの高原に石で築かれた太陽の門や巨大な立像が残されています。

　物凄い紫外線で目が痛くなるほどの太陽の輝き、見渡す限り背の低い草木が散在するのみの褐色の大地で、ここにインカの末裔たちは時間を超越しているのか、悠々と放牧しているリャマや羊の群を眺めているのでした。

　識字率60％、水道普及率10％という社会環境下に、幸いに錫銀銅などの地下資源に恵まれ、最近は石油が採掘され始めたので、これらを活用して国の近代化が計られているのです。1815年の独立以来、何回か政変がありましたが、現政府は積極的に民生の向上に努力をしています。

　この医療技術協力も、国の保健医療5年計画にもとづくもので、諸外国から援助を求め、すでにアメリカによるシャーガス病の研究、フランスによる胸部疾患研究所の設立などが実施され、日本からは消化器疾患、ことに胃癌の早期発見の技術の導入が希望されたのです。

　このセンターにはX線装置、自現装置、内視鏡器械、内視鏡TV、病理診断用器具がX線フィルムなど運営上の器材とともに送られますし、手術室の整備も進められます。

　私の見た国立大学のX線装置は37年前のGEの装置で、これを大切に使っていました。600床もある大病院で使用されるX線フィルムは、1日に30枚ぐらいで手現像による状況でした。先に日本から寄贈された3本の内視鏡も大事に使われていましたが、カラー写真を撮るのではなく、専らスケッチによる記録を残していました。

　ちょうど日本の戦前のころの状態と思われます。医師の専門的知識は高

レベルですが、実際にそれを応用する手段がないのですから、今回の技術協力に対する期待は大きいのです。

　ボリビアでは、いまだ癌の統計は不備の状態ですが、チリの隣国でもあり、胃癌、子宮癌が多いようです。また高地では皮膚癌も多いとのことです。

　3大学に設置される消化器疾患研究センターを中核として、高地での消化器機能の研究、シャーガス病の究明、胃癌の早期診断など多くの課題が進められるでしょう。これらの基礎的な診断技術の向上をもとに、胃癌検診のフィールドも早く展開されることが期待されます。すでに先方から2名の医師が研修に来日されていますし、こちらから安部井先生ら数名の専門家が、器機の設置と同時に出かけられました。ラパスの消化器病センターは1978年度完成の予定で進捗し、続いてスクレに計画されています。

|出典
・田村浩一「ボリビア国への医療技術協力」『胃癌と集団検診』（Vol.1977 No.38 p56）より転載（一部変更）

プロジェクトにより築かれたつながり

渡邊　正志

1｜消化器疾患研究対策プロジェクト

　第1フェーズの消化器疾患対策は1977（昭和52）年4月に始まり、1983年（昭和58）年までの6年間、実施されました。1981（昭和56）年6月に私が東邦大学大森病院第一外科に入局した際、すでにボリビアとのプロジェクトは4年が経過した時期で、医局の中にボリビア帰りの先生がおられ、また院内で多くのボリビアの医師が研修をしていました。育ちはボリビア、スクレの大学を卒業、日本の医師国家試験に合格した鳥越義房先生は、当時よりプロジェクトを常に支え続けた先生です。

　第1フェーズのプロジェクトは知らぬ間に終わっており、1992（平成4）年10月から、第2フェーズの消化器疾患研究対策が開始しました。このころ、自分は学位を得、肝胆膵外科の臨床医として手術の腕を磨いている時期でした。そのため手術に参加する機会も多く、いつもボリビアの先生と一緒に手術をしていました。1994（平成6）年6月6日、第二内科の石井耕司先生とともに私にもボリビア行の順番が回ってきました。

2｜いざボリビアに

　ラパスに到着後、心配した高山病の症状もなく、ホテルを宿舎にして、ラパス消化器病センターに出勤が始まりました。乳児下痢症専門家で長崎大学微生物感染症科の宇都宮先生がリーダーで、医療機器専門家の丸山正

明さん、調整員の森本さん、サンファン育ちの日系3世スサーナが我々のメンバーでした。コチャバンバで第1回ボリビア国大腸肛門病学会が開催される予定で招待講演者としての講演があり、スライド作りや発表原稿作りをしなくてはならず、午後が休みのシエスタは役立ちました。学会が近づきコチャバンバには石井先生と私、そして丸山さんで移動、招待講演は初めてのことで大変緊張しましたが、大腸癌の内視鏡診断、大腸癌肝転移、大腸憩室炎の話をしました。

　コチャバンバでの日々は、顔馴染みの外科のゴンザレス先生と次期に来日予定の内科のダニエル・ゲラ先生に守られ、毎日充実した日々でした。ゲラ先生はフルートを演奏し、チェスも強く、内視鏡的逆行性胆管膵管造影の腕も確かでした。ゴンザレス先生の外科の手腕は、大森病院でともに手術をする中で実証済みでしたが、胆石が原因の急性膵炎患者が1日2名もおり、また手術で改善していることに驚かされました。毎日、手術に参加する日々で充実していました。滞在した Hotel Diplomat は、メイン通りの一つ Avenida Ballivian に面しており、このとき行われたサッカーワールドカップアメリカ大会にボリビアが出場していたときでした。試合の前後は大変な騒ぎでしたが、ホテルの窓から「南米のノリ」を肌で観察でき、とても楽しかったです。残念ながら1次リーグ2敗1分けで、1次リーグで敗退となってしまいました。カルカスの「ビバ　コチャバンバ　マイアピィピィス」という歌を口ずさみながらの毎日でした。

　続いて、「白い街」スクレに向かい、大森病院でともに手術をしたムニョスセンター長と再会しました。スクレの消化器病センター（日本病院）においては、10名くらいエクアドル・キトの医科大学の学生が研修をしていました。この学生たちにミニ講義をすることも石井先生と私の日課でした。週末にはタラブコ（Tarabuco）に連れて行ってもらいました。

　ムニョス先生、サンチェス先生、ソリアーノ先生の家に招待され、食事をいただいたこともありました。いずれもコロニアル風の大変な豪邸で、この地での医師のステータスの高さを感じました。

　ラパスに帰った後の生活も順調でした。午前中日本病院に向かい、回診

や手術、カンファランスに参加したり、血管造影を手伝ったりしました。院内どこでも歓迎され、積極的に歩き回ることができました。カンファランスの際に出てくるサルテーニャ（Salteña）の味も格別で、汁が出て白衣を汚さないように口に入れていました。大腸内視鏡を覗いて、大腸内にたくさんの虫がいるのには驚かされました。

　週末は、積極的に旅行に出ました。パボン先生のホテル、Yungas、YAMACACHI の Villa TAKESHI Hotel へ足を運び、チチカカ（Titicaca）湖・ティワナク（Tiwanaku）遺跡、サンタクルス（Santa Cruz）、タリハ（Tarija）へも行きました。とくにウユニ塩湖が一番素晴らしかったと思います。限りなく続く白一面の湖面を時速 100km 以上のジープで走り、行き先はサボテンの生えた丘のある島で、ウサギがサボテンの丘中を走っていました。塩湖の近くのホテルで一泊しましたが、コートにマフラー、毛糸の帽子の完全防備で粗末なベッドにもぐりこんで、石井先生に大笑いされましたが、非常に寒かった憶えがあります。

　ラパスのホテルの自分のベッドから、イリマニ（Illimani）山を眺めることができました。空は信じられないほど青く、いくら眺めていても飽きることない、山と青のコントラストを堪能することができました。あっという間の 3 か月で、帰国前には Sagarnaga 通りへ足を運び、「三葉虫」「セラミック」「盗掘」の声を聞きながら、アルパカのセーターや敷布、カラフルな布をおみやげとして買い求め、8 月 27 日、日本へ戻りました。

3 ｜帰国後の第 2 フェーズ

　お世話になったコチャバンバの内科医ゲラ先生とラパスの内科医オルツーニョ先生、ラパスの麻酔科医ボルハ先生、そして救命センターにはビアンカ・ヴァーリ先生がいました。ビアンカ先生はコチャバンバの女医さんで、文部省（当時）留学生で 2 年間救命センターに滞在、私と一緒に仕事をしました。そのころ救命センターで始まった急性脳疾患後の低体温療法の患者さんに対して、毎日腹部超音波で胆嚢を観察する仕事をしてい

ただき、福岡で開催された日本救命医学会で発表してくれました。
　1995年1月、皆で富士山を見に行くこととなり、私の実家へも足を運び、私の両親と食事をともにしました。その夜、ゲラ先生にコチャバンバより電話があり、娘さんに子どもが生まれ、おじいちゃんになったとのことでした。ビアンカ先生以外は1995年3月帰国いたしました。
　その後、1995年7月から年末まで、コチャバンバの麻酔科のソト先生、ラパスの外科のアントニオ・メナ先生が来日され、スクレ内科のグレタ先生は2月末までいました。第2フェーズのプロジェクトは、1995（平成7）年9月30日に終わりました。

4 ｜ プロジェクト終了後4回訪れたボリビア

　私は、プロジェクト終了後も4回、ボリビアに足を運んでいます。
　1回目は1999年11月17日から30日、鳥越先生とともにコチャバンバで行われた第6回日本・ボリビア消化器国際シンポジウムに参加しました。この際は神谷利明先生に大変お世話になりました。先生は残念ながら2008年3月5日心筋梗塞で亡くなられました（享年57歳）。
　2回目は2001年4月16日から25日、JICAの要請でコチャバンバ消化病センター創立20周年記念セミナーに参加することになりました。第二内科の住野泰清教授と池原孝先生、第一外科からは私と鳥越義房先生、鷲沢尚宏先生が参加しました。
　3回目は2007年5月で若手医局員とブラジルの学会参加後にコチャバンバ消化器病センターを訪問しています。鷲沢先生、大嶋先生、竹山先生、斎藤芙美先生と一緒でした。
　4回目は2010年10月、スクレのソリアーノ先生が会長になったとのことで第18回ボリビア消化器病学会に招かれました。住野教授、金川先生と一緒で、ラパス到着後空港でパスポートなどの盗難に遭い大変な思いをしましたが、多くの関係者・友人に助けられ、無事発表もできました。

5｜終わりに

　ジョン万次郎が好きで、彼の記録を読んだり、高知・足摺岬の資料館を訪ねたりしています。万次郎がすごかったところの一つは、お世話になった人への感謝の気持ちです。恩師の住処を自ら訪ね、またその子孫同士が交流を続けていることがあります。ボリビアへの医療援助によりできあがった人と人のつながりがあります。170年前、ジョン万次郎が漂流者となった時代、日本は鎖国で閉ざされた国でした。その日本が135年経過して海外の国を援助できる国になって、プロジェクトが始まり35年、ラパス消化器病センターはThe World Gastroenterology Organization（WGO）のラテンアメリカのトレーニングセンターとして実績を重ねています。100年後の医療はどんな関係になっているのでしょうか？
　ボリビアが世界の消化器疾患を主導する国となる、こんな想像のもとに、さらにボリビアにおける消化器疾患の診断・治療・研究が推進されるよう、先人の気持ちを引き継ぎたいと思っています。

スクレ消化器疾患研究センター
開設20周年記念式典

平野　敬八郎

1 | "南米の白い宝石"スクレ市に立つ

　1999年春、ボリビア・ラパス市の消化器病センター開設記念式典から帰国した医局員より、東邦大学第一外科学教室責任者である私に、2000年のスクレ市の消化器病センター開設20周年記念式典と学術集会への招請状がもたらされました。2001年にはコチャバンバ市での記念式典も予定されているとのことで、まさにボリビアの3消化器病センターが3年連続で開設20周年を迎えることとなったのです。

　私自身はボリビアの地に赴くのは初めてでしたが、教室を挙げてのこれまでの取り組みを考え、出席を決めました。同行者はボリビアの医科大学を卒業した後、我が医局で20余年外科の研修をした鳥越義房先生と、ボリビアの消化器病センター立ち上げにスタッフとして尽力してきた内科の保坂洋夫先生と住野泰清先生で、総勢4名の訪問でした。

　2000年3月20日、一行は成田を出発しシアトル、マイアミ、サンパウロ、サンタクルスを経由して34時間後にスクレ市に降り立ちました。そこは澄み切った紺碧の空に、家々の白く輝く壁と赤い屋根が美しく映える、まさに南米独特の眩しいばかりの別天地で、出迎えのスクレ消化器病センターの院長であるムニョス先生の懐かしい笑顔がそこにありました。午後より、先生の広壮な邸宅で歓迎パーティーが催され、旧友たちとの再会もできて長い旅の疲れを癒してくれました。

2 ｜スクレ消化器病センター 20 周年記念式典

式典は 2000 年 3 月 22 日、標高 2,790m のスクレ市の高地にある Institute de Gastroenterologia Boliviano-Japones（スクレ消化器病センター）において、ディレクターのムニョス先生の主宰の下に行われました。我々 4 名に加えてボリビア厚生大臣、スクレ市長、JICA ボリビア事務所長、日本病院の各ディレクター、在留日本人医師、周辺国（ブラジル、チリ、アルゼンチン）医師、同センター職員、学生らの多数の列席を得て盛大に行われました。

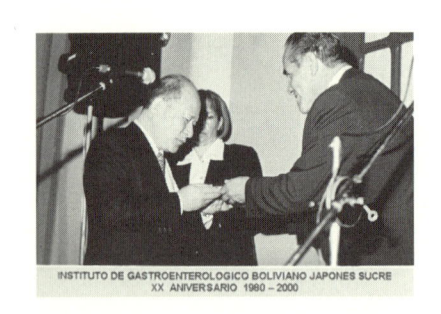

▲歓迎レセプションでスクレ消化器病センター長のムニョス先生より表彰を受ける

夕刻より、我々日本人に対する歓迎レセプションが石畳を敷きつめた瀟洒なホテル中庭で開催され、一行 4 名は表彰の栄に浴しました。引き続いて行われた宴会では、豊富な酒と肴に加え、ボリビア民族音楽に乗って繰り広げられる美男、美女の華麗なダンスのもてなしが果てることもなく続き、深夜にまでおよびました。

翌 23 日からの学術集会で 4 名はそれぞれ発表を行い、私も「先天性胆道閉鎖症の研究」について 30 分発表しました。現地医師の発表は食道疾患や内視鏡検査に関する発表が多かったことを記憶しています。

同日の午後、スクレ市庁舎で一行 4 名に対する名誉市民称号の授与式が開催され、市庁舎講堂に関係者多数参列の下に、ボリビア国歌の流れる中で厳かに授与式が行われ、その様子は TV でも放送されました。

その夜には、現地のしきたりに応じて、我々日本人主催による答礼の宴を市内ホテルで催すこととなり、総勢およそ 50 名での会食が持たれました。私の団長としての挨拶もすんで、フォルクローレの賑やかな楽団に合

わせ豪快に飲みかつ踊って夜の更けるまで友好を深めました。

翌24日は、公式行事をすべて終え、美女揃いのセンター職員の案内でスクレ市内の観光を行いましたが、初代大統領の名前がつけられたスクレ市はスペイン植民地時代の面影を残した美しい町並みで、建物は白く塗ることが義務づけられています。ボリビア独立宣言のなされた「自由の家」や、古い教会、修道院、博物館などを見学しとても楽しい時を過ごしました。

3 | ボリビア国内の他施設訪問

スクレ市内観光の後、1時間のフライトで着いたコチャバンバ市はボリビアの避暑地といわれる快適な気候の都市で、消化器病センターの訪問見学を行い、その翌日、市内観光の後、センター長自慢の自宅の広大な庭で催された招宴にも出席して旧交を温めました。

3月26日、次に訪れたラパス市は標高3,650mのボリビアの最高地にある都市で、空はあくまでも青く外気は冷たくありました。消化器病センターを見学した後、センター長であるビリャ・ゴメス先生の美邸を訪ね、会食と意見の交換を行い、南米消化器病に関する先生の著書の寄贈も受けました。翌27日は、JICA事務所、日本大使館を表敬訪問。午後より、ラパス市より草原を車で走ること2時間、6,000m級のアンデスの高峰をはるかに望むチチカカ湖の南に位置する巨大石造のティワナク遺跡を訪ね、野生のアルパカに出会うなどのハプニングも楽しみました。

28日、最後の訪問地となった標高437mのサンタクルス市では後年、本プロジェクトとは別に日本政府の全額援助によって新設されたサンタクルス総合病院と"がんセンター"を見学しました。

ニューヨーク経由で30日に成田に到着。11日間にわたる忙しいスケジュールのボリビア訪問でしたが、今回の訪問でプロジェクトの成果をこの目で確認し、ボリビアとの友好を深め、その文化にも内側より触れることができたことを深く感謝する次第です。

4 | ボリビアの3消化器病センターの設立と東邦大学の取り組み

　ボリビアは南米のアンデス山脈が国土を縦断する内陸国であり、経済的困難に加えて地勢的制約から永年、国民に十分な医療サービスが届かない状況にありました。また、消化器疾患の罹患率が高いこともあり、1974年ボリビア政府は我が国に対し、消化器疾患研究対策に関する技術協力と山岳地帯の中核都市であるラパス、スクレ、コチャバンバの3か所の消化器病センター建設についての協力を要請。これを受けて我が国では1977～1983年まで（第1期プロジェクト）無償資金協力による技術協力プロジェクトを実施し、1979～1981年にかけて上記3都市に消化器病センターを完成したのです。

　国際協力事業団（JICA、当時）よりプロジェクト実施に関わる協力を要請された東邦大学は、外科の亀谷寿彦教授を責任者に、内科の安部井徹教授を協力者として具体的作業に着手しました。それにともない、東邦大学の多くの外科医師、内科医師、X線技師、病理検査技師、機器保守要員らが専門家として短期または長期（3か月～2年）にわたり派遣され、技術の指導・移転を行いました。同時にボリビアからも多数の若い内科医師、外科医師らが6か月～1年の任期で来日し、東邦大学大森病院で医局員と生活をともにしながら研修を行い、その成果を母国に持ち帰ったのです。

　第1期プロジェクト終了後、一時をおいて東邦大学外科の吉雄敏文教授を責任者とする第2期プロジェクトが企画され、第1期後のアフターケアとして再び、各種専門家が派遣され技術の指導・助言が行われ、同時にボリビアの医師や技術者の東邦大学における研修も行われました。

　1977年より1995年までの18年間に2期にわたり、プロジェクト方式による技術協力が行われましたが、我が医局の消化器外科医の大半はボリビアの地を経験し、この間に両国を行き来した者の数は総勢100名を超えるでしょう。また、3つの消化器病センターの院長は、全員がこの留学生で占められ、中南米での消化器病の指導者として大きく注目されるこ

ととなりました。

　その後、ボリビアの保健医療行政の地方分権化により、これら3つの消化器病センターは各市の管理下に入ることとなりました。それにともなって、我が国の巡回指導調査なども続けて行われてきましたが、今度それぞれが設立20年の節目を迎えることとなったのです。

5 ｜ 医療協力のこれから

　ボリビアに対する消化器疾患プロジェクトは、JICAの数あるプロジェクトの内でも最も成功したものとの評判が高く、日本とボリビアの友好関係を示す象徴でもあります。3消化器病センターがそれぞれ設立20周年式典を迎えることとなり、本プロジェクトはボリビアの医療に完全に根づいたことが確認されました。このプロジェクトの実務を担当し完遂させた、我が東邦大学を誇りに思うと同時に、本プロジェクトへの協力を惜しまなかった数多くの若い力に心より感謝を申し上げたいと思います。

　医療技術がいまだ十分行き届かない中南米などに対する我が国の役割は、このプロジェクトの成功によってその方向性が示されたものと思われます。

　我々の持てる力を発揮し今後も世界の医療に貢献したいと思う次第です。

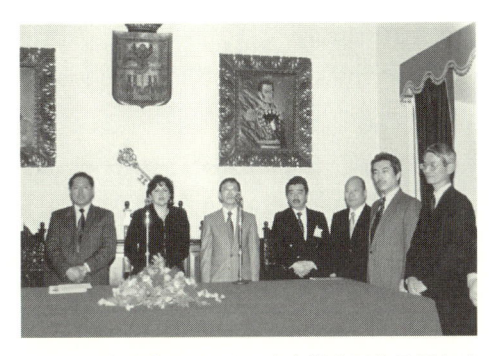

▲スクレ市庁舎にてスクレ市名誉市民称号授与式
（右から3人目筆者）

ボリビアにおける
消化器病センタープロジェクト

保坂　洋夫

1 ｜ はじめに

　2014年でラパス消化器病センター開院35周年を迎えるにあたり、まずは「おめでとうございます」と祝辞を述べさせていただきます。

　1976年3月に日本から第1回視察団が訪問し、同年6月に本プロジェクトが正式に決定されました。1977年8月最初の研修医を引き受け、同年12月に専門医の派遣、1979年にラパスの消化器病センターが完成し、その後1980、1981年にスクレ、コチャバンバのセンターが完成しています。その後、順調に研修医の受け入れ、専門家の派遣がなされ、計画通り3病院の運営も問題なくプロジェクトは終了しました。

　プロジェクトが終了した後も3つの消化器病センターはさらに発展し、ラパスの消化器病センターにおいてはラテンアメリカ諸国の医師の研修を引き受け、消化器疾患の治療、教育、研究において南米の先導役を担っていることは特筆すべきことと思われます。

　以下、記憶をたどりながらそれまでの経過を述べたいと思います。

2 ｜ 消化器疾患対策プロジェクト創設

　1973年12月17日にこのプロジェクトの立役者であるアーノルド・ホフマン・バング氏が、在日本ボリビア大使であるアルマンド・ヨシダ氏

に宛てたボリビアの医療環境に関する一通の手紙から始まりました。その意を受け、在ボリビア大使とJICAとの話し合いが持たれ、結果、1976年3月26日、第1回視察団を送ることとなったのです。多ヶ谷勇氏（国立予防衛生研究所）を団長として郡司篤晃氏（厚生省（当時））、安部井徹氏（東邦大学）、小野寺伸夫氏（JICA）、アーノルド・ホフマン・バング氏、井上千賀子氏が現地視察を行いました。視察後、日本政府は1976年6月4日JICAより在日ボリビア大使ワルター・モンテネグロ氏を通してボリビア厚生大臣であるホルヘ・トレス・ナバロ氏にプロジェクトを開始すると正式連絡しました。

1976年11月13日、具体的な内容を検討するために亀谷寿彦氏（東邦大学・旧第一外科）を団長として安部井氏、小野寺氏、田村氏、ホフマン・バング氏とJICAの石井氏で2回目の視察が組まれました。この際は、ボリビアの衛生環境、保険制度などの視察を行いました。

さらに前回の調査で消化器疾患の多いことから、1977年6月亀谷氏を団長として具体的な草案を作成するために、3回目の視察団が派遣されました。ボリビア厚生省の意向や保険制度を考慮しながら、病院の持続運営が可能な4つの基本方針が決まりました。それは医療機器の供与、日本への研修医の受け入れ、専門家の派遣、3つの消化器病センターの建設でした。

3 ｜ 専門家派遣まで

1976年の秋、安部井先生から私に突然「JICAで、ボリビアに3つの消化器病センターを設置し病院の建設、医療器具の供与、研修生の受け入れと専門家の派遣の事業があり、それらを東邦大学で引き受けてもらえないかという打診があるのだが」との話がありました。プロジェクトが円滑に推進するためには私も参加することが必要と考え、「協力しましょう」と答えたものの、その具体的な内容はまだ不確定でした。大学内で検討した結果、機器材の中にはレントゲン車を寄贈するなどの案や、感染症対策の

ため保健婦の育成などの案が出されました。第2回の視察の結果、道路網が未整備などの理由で、結局医科大学のある、ラパス、スクレ、コチャバンバの3都市にそれぞれ消化器病センターを建設し、そこを中心に医療を拡大しようとの考えで基本方針が決定されました。その後は3つの消化器病センターの要望を取り入れながら、各センターへの供与備品リストを用意しました。レントゲン機器、内視鏡、顕微鏡など病理の検査機器、外科手術の麻酔機器、手術道具などの他、実際に業務を行うために必要なフィルム、試薬など選定を行いました。また病理学の川村教授にも助言をいただきました。1977年8月にスクレからロベルト・ムニョス先生、ラパスからギド・ビリャ・ゴメス先生が研修医として来日していたので、機材について彼らの意見も聞きながら2～3か月をかけてリストを作成しました。

4｜現地活動

日本からは1977年12月20日に私を含めた専門家がラパスへ向かいました。着任した当時は酸素不足のためか、急いで動くとすぐに動悸を感じました。しかも年末であったため、

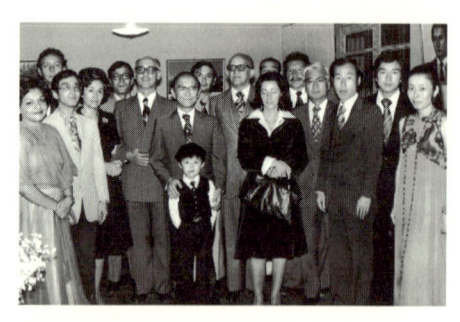

▲第1次専門家ボリビア着任

歓迎会とクリスマスパーティーとが重なり大変に疲れたことを記憶しています。

　日本からの機材がラパスに到着した後、検品と整理、3つの消化器病センターへの分別に追われました。とくに保管には厳重な管理が必要でした。余談ではありますが、午前中のお茶の時間に食べるサルテーニャ（エンパナーダ）は美味しかった記憶が印象に残っています。

(1) X線透視撮影装置のトラブル

仮設置した透視機械の管球を垂直位にするとX線が出ない現象に遭遇しました。管球の絶縁油が不足していることが原因と判明し、予備の管球で急場をしのぎましたが、診療放射線技師とラパス市内で絶縁油を探し稼働できる状態となりました。

(2) 上部消化管造影検査

胃透視検査のデモンストレーション。日本から持ってきたバリウムは限りがあるため、現地調達のバリウムを使いましたが、粒子が粗く繊細な透視像を得ることは難しく、早期の胃がんを発見することはできない写真でした。仕方なく日本製と現地調達のバリウムを半々にすることで妥協しました。また、肥満患者が多く二重造影はうまくできましたが、逆に圧迫像は多くの患者が肥満のため苦労しました。

フィルムの使用量も制限しなければなりませんでした。同様に用意したフィルムは約1年間分しかなく、しかも、日本と違いフィルムの使用量で患者から請求できる保険制度でないため、使用量がおのずと限定されてしまいました。

(3) 下部消化管造影検査

注腸検査のデモンストレーションにはさらに苦労しました。多くの患者の主訴が便秘でありシャーガス病でした。シャーガス病とは民家のアドベ（日干し煉瓦を積み重ねた壁）に生息するビンチューカ（ごきぶりに似た虫）に刺されることによって、寄生しているクルーズトリパノゾーマが人体に入り、心臓、食道、腸管等の神経を侵す病気です。腸管の神経が侵されているため、腸管が麻痺し、腸管の直径が通常の2倍以上に拡張します。そのため綺麗な二重造影写真を得るには、日本で施行するよりも数倍苦労しました。

5｜病院建設

　1977年から消化器病センター設計が始まり、1978年にはラパスのセンター建設が始まりました。日本設計の岡野氏のもとフジタ工業藤田建設が請け負い、1979年4月27日にラパスの落成式が行われました。

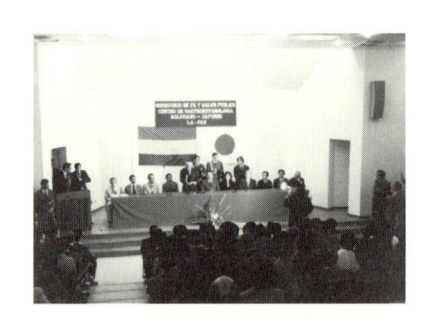

▲ラパス消化器病センター落成式

その後、1980年スクレ、1981年コチャバンバの落成式が挙行されました。
　このように計画通りに建設が進行することは、ボリビアにおいては大変に稀有なことだそうです。

6｜コチャバンバ看護専門学校（国立公衆衛生専門学校）

　消化器病センターの進行と平行して、都市のみでなく国全体の衛生環境を整えるには保健婦の養成が欠かせないとのことで、看護専門学校の設立が決定されました。その視察として東邦大学公衆衛生教授の多田先生を団長とし、梓設計の設計技師も含めた視察団が組まれました。私もボリビアの衛生、医療環境を知っているとのことで1980年4月15日から5月5日まで随行しました。コチャバンバに着いたときにはすでに建設用地も確保され、帰国後は教育機材のリストアップを行い、建設と教材の寄贈が行われ無事、看護専門学校は整備されました。

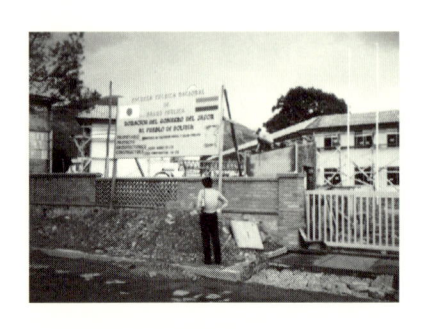

▲看護専門学校建設予定地

7 ｜ 消化器疾患研究対策プロジェクトアフターケア調査

　1989年6月26日より7月11日まで、第1フェーズ開始から10年間の病院運営調査を行いました。3つの消化器病センターは外来、入院患者数とも良好な状態であり、しかも一番大切な質も保たれていました。その後ラパスの消化器病センター内に第3国研修センターの開設を考えていたため、第2フェーズ（1992年10月〜1995年9月）の中で、機材の供与等の支援を行いました。平行して、センター長を中心に研修プログラムを作成し、「World Gastroenterology Organization」を2000年に立ち上げ、2001年に第1回の研修医を引き受けました。この指導医の中心は言うまでもなく日本で教育を受けた医師が担っていました。
　現在では多くの南米諸国からの研修医を指導し、南米における消化器疾患の中心的存在となっています。

8 ｜ 終わりに

　ボリビアにおける消化器プロジェクトはJICAの手掛けたプロジェクト中で最も成功した例と聞いています。日本政府、JICAはもとより在ボリビア日本大使の甚大なるご努力とホフマン・バング先生、亀谷先生、安部井先生などの綿密な計画と哲学がボリビア研修医の中で醸成し、現在まで引き継がれていることが想像できます。また、井上先生には専門家の援助、通訳を引き受けていただいたことに感謝の意を表します。
　最後になりましたが亀谷寿彦先生、安部井徹先生、アーノルド・ホフマン・バング先生に改めて追悼の意を表します。

日本とボリビアの保健医療協力の歴史について

シロ・サバラ・カネド

1｜日本のボリビアに対する保健医療協力の始まり

　ボリビアに日本人移住者が到着してから110年が経ち、日本とボリビアの外交樹立から100年が経過しました。日本のボリビアに対する保健医療協力は、開始から35年が経過しましたが、無償資金協力、技術協力、また日本の文化、技術に関する学びの機会を提供する青年たちが、地域住民と生活をともにしつつ、協働の中で知見を共有する青年海外協力隊事業、また年間80〜100名の様々な分野のボリビア人研修員の受け入れを行い、育成する研修事業、さらには草の根・人間の安全保障無償資金協力など、日本は中南米諸国の中でもボリビアを重視しているからこそ、我が国の兄弟として、継続して協力が実施されているのだと思います。

　国内、また海外の友人から「なぜ日本は、見返りを期待することなくボリビアの開発に協力をするのか」と聞かれます。そのとき、「恐らく日本は、1899年に最初の日本人移住者がボリビアに着いたときから始まる歴史。そして第2次世界大戦後に焦土と化した日本に対する、ベニ県リベラルタ市の同胞からの支援の歴史。そして1954年のうるま農業協同組合の結成から、ボリビアの大地に足跡を残しているサンタクルス県オキナワ移住地への移転や、サンファン移住地の開拓の歴史など、長きにわたり築き上げられた多くの友好の歴史を評価しているのだと思う」と答えるようにしています。

日本とボリビアの友好の歴史のうち、保健医療分野で重要な出来事は、1973年11月に始まりました。日本に居住していた1人のボリビア人医師アーノルド・ホフマン・バングが、千葉県がんセンターの田中昇先生に指導を受けていたころ、当時の在日ボリビア大使のアルマンド・ヨシダ氏に書簡を出しました。その背景には、海外技術協力事業団（以下「OTCA」）による中南米地域の協力プログラムで、ボリビアに便宜を図っていただけるとの話が取り上げられたところ、消化器疾患分野において世界の最先端技術を誇っていた日本によるボリビアでのプロジェクト実施の可能性を模索したのです。

　それから幾度も書簡を交わしつつ時が経過し、JICAによる医療協力実施調査団が1976年3月に初めて派遣されました。その目的は、保健医療プロジェクトの実行・実現の可能性を検証するためのものでした。本調査の結果、ラパス県ラパス市、チュキサカ県スクレ市、コチャバンバ県コチャバンバ市の3都市に消化器疾患研究センターを建設、機材供与するというものであり、それは在日ボリビア大使のワルター・モンテネグロ氏の尽力もあり、実現したものでした。

　また調査団には、アーノルド・ホフマン・バング先生の奥様である井上千賀子先生も同行され、専門的な知見と豊かな人間性をもって「医療アドバイザー兼プロジェクトコーディネーター」として、後にボリビア国内における保健医療プロジェクトの実施と展開のために活動されました。

　東邦大学の亀谷寿彦教授を団長とした第2次医療協力実施調査団が1976年11月に派遣され、プロジェクト実施の中心人物となる方々がボリビアを訪問されました。その卓越した技術と聡明さにより、ボリビア人の気質を理解していただき、リーダーとしてプロジェクトを成功に導いていただいたのです。また同行されていた東邦大学の安部井徹先生、北海道対がん協会検診センターの田村浩一先生の尽力もあり、協議議事録を1977年4月1日に締結し、1983年3月31日までの5年間で事業費3,000万ドルのボリビア消化器疾患研究センタープロジェクトが開始しました。本プロジェクトの実施により、消化器疾患領域の臨床部門で技術とマネー

ジメント能力を有する、中南米地域でも随一のセンターに成長したのです。

2 ｜ 保健医療施設の建設と受け継がれる精神

　日本とボリビアの友好の証であるプロジェクトの開始より 35 年が経過しました。この友好関係は消化器病センターへの協力にとどまらず、コチャバンバ県に国立公衆衛生専門学校が 1982 年 4 月 23 日に開校しました。またベニ県のトリニダッド母子病院が 1984 年 2 月に竣工、サンタクルス県のサンタクルス総合病院（後の日本病院）が 1986 年 3 月 15 日に竣工、ラパス県のラパス母子病院へ機材供与が 2001 年に実現、コチャバンバ県のヘルマンウルキジ母子病院が 2004 年に竣工するなど、日本の保健医療への投入は 2005 年までに総事業費が 3 億ドルを超えるものとなっています。

　今日、日本が建設をした保健医療施設は、ボリビアの中でも重要な高次レファラル病院として誇り高く機能し、患者に優しい高水準の医療を提供しています。病院の運営上、予算的にも厳しい状況ではありますが、保健医療人材の高い能力で、多くのボリビア人に必要な医療サービスの提供がなされている点は、病院を創設した日本の誇りといっても過言ではないでしょう。

　保健医療・教育分野の協力は、今なお日本により実施されており、投入額は縮小されましたが、社会格差と貧困に苦しむ地域への協力は、着実に実施されています。

　日本の協力の中で、とくに技術協力により受け継がれた精神は、職務に向かう基本姿勢です。それは私心や私情を抑え、病苦に悩む患者と思いをともにした医療サービスが提供できる専門職グループの育成と組織の構築でした。多くのボリビア人の救われた生命が示すように、消化器病センターは、中南米地域の若手消化器内科・外科に対する研修や人材育成の拠点施設へと成長しました。今後も引き続き、域内の技術移転のみならず、日本の技術協力で受け継がれた精神も着実に移転されることでしょう。

ボリビア・日本消化器疾患研究センター
ーボリビアの首都スクレ市よりー

レネ・フォルトゥン・アバストフロル

1｜教育機能を有するスクレ消化器病センター

　ボリビアの消化器疾患研究センタープロジェクトが、日本国政府により開始されて2年が経過した1980年3月22日、本プロジェクトでは3施設のうちの2番目となるスクレ消化器疾患研究センターの開所式が正式に執り行われました。

　本施設は、安全面、機能面など日本基準のもと設計・建築が行われ、現代医学の進化に沿った専門機材を備えたものでした。万全な機材を備えた手術部門、放射線診断装置、上部・下部消化管内視鏡を備えた診療部門、臨床検査、病理解剖、そして微生物検査の各種部門への支援は目を見張るものがありました。それ以上に、東邦大学の医学専門家による研修への科学的支援は意義のあるものでした。日本人専門家による定期的な数か月のボリビア滞在で、専門領域の診断・診察に関する研修・指導が行われた同施設は、ボリビア南部地域の住民へ、高度な医療サービスを提供できるようになりました。そして策定された研修計画に則り、同施設のボリビア人医師の半年以上の日本への留学が開始され、東邦大学で消化器疾患に関する外科医と内科の両専門医の育成が実施されました。

　日本の協力は、当時の私たちには未知の領域であった放射線診断に関する研究技術の向上を可能としました。また、内視鏡による上部・下部消化管の観察や標本採取ができることを理解、より精度の高い診療を可能とし、

直ちに成果が発現しました。プロジェクトの第2フェーズでは、スクレ市で初となる超音波診断装置が導入され、消化管内視鏡や先端技術を有する施設として国内に認められました。1980年の無償資金協力で供与された医療機材、そして1992年から4年間で調達されたコンピュータ断層撮影装置（1995年）を含む医療機材のほとんどが、今なお稼働し続けています。

　スクレ市の消化器疾患研究センターは、ラパスやコチャバンバの施設と同様、診療業務に限られたものだけではありませんでした。スクレの同施設は、ボリビアの医学部を有する大学と協定を締結し、専門医に対して技術移転を行うなど、教育施設としての機能も有しました。

2 ｜ 35年の友情

　同施設も開院35年を迎え、私の同僚も同施設での勤務を引退していく中、新たな世代へとバトンを渡しています。日本の協力で学んだ技術を活かした同施設の機能は、将来も長く生き続けることが保証されています。また本プロジェクトを通じて、日本とボリビアの専門医の間に築かれた友情は、今日まで活発な交流として続いています。我々の35年という月日を鑑みると、生涯の友を得たと断言できます。

　ボリビアへ3つの消化器病センターという巨額の贈り物を、見返りの条件をつけることなく供与してくださった日本の国民の皆さんの親切を無駄にすることは、決して許されるものではありません。

　日本の協力はボリビアに近代的な医術をもたらし、医学界は約50年の時間を縮め、跳躍することができました。巨大な恩恵をもたらしてくれた日本への深い感謝を詩にしたためたいと思います。

　　　日の出る国から
　　　ボリビアに一閃の稲妻が届く
　　　此の国の医学の夜明けを告げるために

3 | 終わりに

　プロジェクトのコンセプトと関係構築に対する業績に対して、敬愛する亀谷寿彦先生、安部井徹先生、アーノルド・ホフマン・バング先生のこれまでの功績を讃えたいと思います。また、同志としてプロジェクトのために尽力されました井上千賀子先生、東邦大学の保坂洋夫先生、三好和夫先生、菅野茂男先生、古部勝先生、住野泰清先生に対してこれまでの指導、支援、正直な友情を賜ったことを深く感謝申し上げます。

日本の保健協力の 35 年　私の経験

ギド・ビリャ・ゴメス

1 ｜ プロジェクト実施からの歴史の証人

　ラパス県の消化器疾患研究センターは、日本の協力の扉を開く開所式を 1979 年 4 月 27 日に行いました。開所式から 30 数年の月日が経ちましたが、日本の協力は、ボリビアの国民に多大なる貢献をし、着実な成果を残しました。

　私は、消化器疾患研究センターの建設にともなう、プロジェクト実施の協議議事録が署名された 1977 年からの歴史の証人です。また、一人の専門職として東邦大学での研修に参加する機会に恵まれ、消化器内科の医師としての研修を修了し、プロジェクトに参加する運びとなりました。当時の私は、世界レベルの技術を中南米地域へ創出する日本のプロジェクトに参加することで、消化器疾患領域の希望に満ちた診療技術の向上と研究に、生涯を捧げることを決意しました。

　プロジェクトと消化器疾患研究センターの歴史を振り返ると、日本とボリビアの連帯の精神に支えられ、また両国の外交、政治、マスコミなど多くの分野の関係者に支えられてきました。

　消化器疾患研究センターの開院という、1973 年からの夢を実現するため、施設建設のみならず、保健人材の育成も視野に入れた構想を、日本とボリビアとで描きました。消化器疾患研究センター建設プロジェクトとして、1980 年と 1981 年に開所するチュキサカ県とコチャバンバ県の両消化器病センターは、個々の歴史を有するものの、ラパス県の消化器病センターと切り離すことはできません。このプロジェクトの創出と実現のため

に基盤となって尽力された日本とボリビアの医師たち、私の大切な同志たちに親愛と尊敬と感謝を表します。

1976年3月、第1次プロジェクト実施計画調査団が派遣、また同年に第2次プロジェクト実施計画調査団が派遣されました。プロジェクト実施運営のカウンターパート機関としてJICA、また学術的指導機関として東邦大学が従事しました。その時点で、亀谷寿彦先生（プロジェクトリーダー）、安部井徹先生、井上千賀子先生（プロジェクト調整員）、アーノルド・ホフマン・バング先生（ボリビア側コーディネーター、ラパス消化器疾患研究センター初代院長）の4名の医師のもと、強固なプロジェクトチームが結成されました。この4名の医師は、プロジェクトの実施中のみならず、終了後も目標を達成するために尽力されました。そして彼らの尽力と不屈の精神は、時間が経過した現在も、我々センターの精神的な柱として受け継がれています。彼らは、ボリビア人の若き医師の中から専門医や医療従事者のスペシャリストを育成し、現在にも通ずる仕事に対する姿勢、そして哲学を体得させていきました。

2 ｜ 友情の絆で結ばれた日本人医師たち

プロジェクトで初めて東邦大学へ留学したのは、スクレ市のロベルト・ムニョス医師と私で、専門に応じて外科と内科に配属となりました。日本では、私たちの教官となられた数多くの医師と知り合い、後にボリビアにも専門家として来られました。感謝の気持ちを込め、保坂洋夫先生、古部勝先生、三好和夫先生、杉本元信先生、小林和夫先生、蔵本新太郎先生、住野泰清先生、水入紘造先生、菅野茂男先生、柳田健三先生、上田哲郎先生、田村浩一先生、伊藤光則先生、河村貞夫先生が思い出されます。長年の時が経過したにもかかわらず、多くの先生方とは色褪せぬ友情の絆で結ばれています。プロジェクトの第2フェーズでは、東邦大学の渡邊正志先生も専門家としてご指導いただきました。

3 │ ラパス消化器病センターの発展

　日本がボリビアに対して行った技術協力は2つのフェーズから構成され、5年を一つの区切りとして1979年から1995年まで実施されました。アーノルド・ホフマン・バング先生は、この期間の大部分を病院長として務められ、後に保健大臣、在京ボリビア大使として業務に従事されました。また井上千賀子先生は、第1フェーズの調整員であり、この期間をプロジェクトの「黄金時代」と、私たちは呼んでいます。日本は、建物や機材の整備・強化、専門性を有するボリビア人研修員の受け入れ、そして短期・長期の専門家を派遣してくれました。これが同施設を国家レベル、さらには国際レベルの機関へと発展させる基盤となったのです。

　私は、同研究センターの病院長の職に1997年より8年間も就きましたが、すでに日本の協力が終了していました。そして1996年から同研究センターは、自己資金運営の期間に入り、困難をともないましたが、プロジェクトで掲げた使命を維持していかなければなりませんでした。そのころ、ホフマン先生は、健康上の理由からサンタクルス市に居を構えられ、同研究センターから離れて何年も経っていました。ホフマン先生は1996年にラパスでお亡くなりになりました。運命でしょうか、その日は1979年に行われたラパス消化器疾患研究センターの開所式と同じ日だったのです。

　本センターの国際化に向けた功績は、2004年に世界消化器病学会が、中南米地域で唯一の消化器疾患および消化器内視鏡検査の研修施設として、ラパスの消化器疾患研究センターを認定したことです。その後、保健スポーツ省と世界消化器病学会とともに、中南米諸国と世界各国の若手の消化器分野の専門医の育成と養成に貢献することを目的として展開される第三国研修プログラムを、JICAと実施する運びとなりました。JICAの支援は2009年まで延長され、5年間のプロジェクトで、アルゼンチン人30名、ブラジル人16名、コロンビア人10名、チリ人8名、エクアドル人11名、ホンジュラス人1名、メキシコ人1名、ニカラグア人1名、パラグアイ人6名、ペルー人23名、ドミニカ人2名、ウルグアイ人15

名、ベネズエラ人 11 名の合計 135 名が研修を受けました。また同時期に、第三国研修プログラム以外で受け入れた世界消化器病学会の登録医、そしてボリビア以外の個別研修員を合わせると、合計 274 名が研修を受けました。

日本の協力が 2009 年に終了した後、ボリビア独自に研修コースを継続しました。研修を受講した医師は 9 年間で合計 434 名に達し、採用された教授手法は参加型で実施されるものであり、北南米大陸の消化器疾患と消化管内視鏡検査に、日本の教育システムを轟かせることとなりました。

最後に、2013 年 9 月 26 日から 10 月 4 日の 9 日間、妻とともに日本へ戻ることができ、また妻にとっては 35 年ぶりの日本訪問でした。私たちの夢は、プロジェクトの誕生からつながっている、日本の永遠の友人との再会でした。懐かしい友と再会したとき、私たちの感動は抑えきれない高揚で占められました。井上千賀子先生、保坂洋夫先生、古部勝先生、三好和夫先生、渡邊正志先生と、忘れられないときを過ごさせていただきましたが、同伴されていたご婦人の数人は、私の妻のスペイン語の生徒でもありました。3 つのセンターの設計を手掛け、建築を指揮された岡野氏（建築家）とも、本当に感動的な再会でした。長い年月を経たにもかかわらず、我々の存在は人生の大切な部分を占め続けているのです。

日本からボリビアに対して行われた保健医療協力の 35 周年を記念して、感謝の思いと愛情を込めて書かせていただきました。

ボリビアの友に感謝

住野　泰清

　ホフマン、ビリャ・ゴメス、ムニョス、フォルツン、ウリア、リオス、アルコセル、ソリアーノ、グチエレス、ゴンザレス、ミトル、シロサバラ、ラセルナ、ゲラ、ロザ、エステンソーロ、ブランカ、グレタ……。人の名前を覚えたり、思い出したりするのが最近めっきり苦手になってしまった私ですが、試しに考えてみたらあっという間にこれだけ思い出せました。ボリビアの消化器疾患対策プロジェクト、カウンターパート医師として東邦大学医学部付属大森病院（現医療センター大森病院）に勉強に来られた先生方のお名前です。多少の間違いと敬称略はお許し下さい。いずれも私の人生で大切な友人たちです。世界地図のどこにあるのかも知らなかったボリビアを好きになってしまったのは、彼らのおかげです。世界の医療を理解する契機も作ってくれ、またマイノリティを理解することの大切さも教えてくれました。カウンターパート医師第一陣としてホフマン先生、ビリャ・ゴメス先生、ムニョス先生らが来日してから、時はすでに30余年。その間に行われたプロジェクトは、国際協力事業団（現国際協力機構：JICA）が行った医療協力の中で最も成功した一つと言われ、世界に羽ばたくような医師も大勢育ったと聞いています。ここでは私的な思い出をいくつか書かせていただこうと思います。

1｜ボリビアが好き

　いきなりですが、私はボリビアが好きです。前述のように知り合いがたくさんいるというのがおそらくは一番の理由でしょう。彼らはあるときは

友人であり、あるときは弟子であります。訪れると下にも置かぬもてなしをしてくださり、好きになるのは当たり前です。JICAの第2次フェーズのアフターケア使節として10週、3次プロジェクトの完了報告使節として2週、20周年記念学会参加使節として1週、そしてプライベートでも各消化器病センターが主催する学会に参加するため、3泊6日や4泊7日という厳しい訪ボを3回、合計6回もボリビアを訪問しました。片道26時間や30時間と、1日以上という気の遠くなるような時間をかけて彼の地にたどり着くわけです。3泊6日という日程は、飛行機の中で何日か過ぎてしまうため、ボリビアで過ごす時間はそれほど長くはありません。しかし、濃い充実した実りの多い時間を過ごすことができ、帰国してからの余韻は他の旅では味わえないものがあります。友人たちの助けがあるから、自分で開発した楽しさではなく、彼らが与えてくれるものが大半であること、彼らがいなければうまくいかないことはわかっています。人々に貧富の差があること、明るい顔、暗い顔、町の中にいろいろな顔があふれているのはどの国も同じです。ただ、ボリビアでは皆が「アスタ・マニャーナ（また明日）」と挨拶を交わせば、フッと肩の力が抜けるのです。「兎に角」、一緒にいると快適な人ばかりなのですから、大好きなのです。

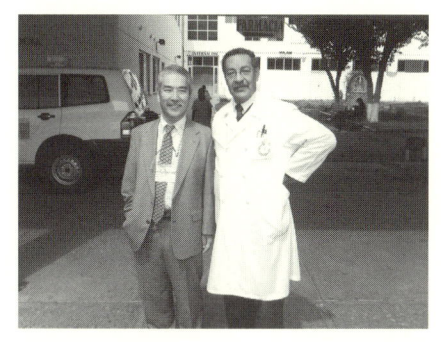

▲スクレ消化器病センターのフォルツン先生（右）とは25年年来の交流をもつ

2｜空気が薄い！

空気が薄い。東邦大学が関連する消化器病センターはラパス（標高

3,800m)、スクレ（同2,800m）、コチャバンバ（同2,400m）の3都市にあります。どこに行っても北アルプス立山の雷鳥沢より高所です。ラパスに至っては富士山の山頂です。初めて訪れたのはこのラパスで、訪れた人の80％が高山病になると脅されました。脅すくらいなら、もっと標高の低いところから高地順応させてくれればよいのに、という知恵が回るようになったのは、一通り各都市を訪問してからであり、最初はJICAを信じてラパスに降り立ちました。39歳だった私は、何ともなく、たばこも吸えました。ビールは炭酸が消化管で過膨張して大変なことになるからウイスキーにしろといわれましたが、酒に弱い私には大きな差は感じられませんでした。平地を歩くのは何とかなりましたが、坂道はしんどかった。ラパスは山間にあるので、町中が坂道。つらい町でした。チョコが食べたくなり、20段ほど階段を上ったところにある露店で粒チョコを買いましたが、食べるまでに20分ほど道ばたに座り込んで呼吸を整える必要がありました。食い気が息切れに負けたのは、私の人生で初めてのことでした。

　2週間ほどラパスで過ごすと坂道も平気になり、ちょっと元気を取り戻しました。私は元スキー部です。近くにスキー場があると聞いて即チャレンジ決定。しかし、フルサイズのアメリカ製のタクシーがキャブレターからボスボス変な音を立てながらようやくたどり着いたスキー場は標高5,400mのチャカルタヤという山の頂上付近。到着時、仲間3名ともシートに座っていただけなのに息切れで立ち上がれず、それでも若気の至り。駐車場から頂上まで約100m。せっかく来たのだから頂上まで行こうと試みました。これがボリビアの旅最大の過ちでした。散歩道みたいな石畳が頂上まで続いていたのですが、10歩あるいて3分休み。40分かけてゴールしましたが、スキーの意欲は完全消失。大枚はたいてレンタルの道具をフルセット借りて身につけましたが、結局ゲレンデに立って写真を撮って終わりました。ちなみに当地で滑ってお亡くなりになる方がたくさんいらっしゃるようで、もう高地で無茶はしないと誓ったのです。

3 ｜ 飛行機が恐ろしい

　私は無類の飛行機嫌いでした（過去形）。結婚して新婚旅行にハワイに出かけましたが、その飛行機の中で一言も発することができず、食事もできず、おかげで夫としての権威を失ったというくらいです。それがボリビアを飛行機で旅しまくったのです。
　ボリビアは空気が薄い。飛行機はなぜ飛ぶか、空気に乗って飛ぶ。着陸してからなぜ止まるか、車輪のブレーキ以外にエアブレーキ、エンジンの逆噴射などフル稼働らしい。空気が薄いと後二者があまり役立たない。要するにボリビアの飛行機は滑走をはじめてからなかなか飛び立たず、着陸してからなかなか止まりません。そのような飛行機にすでに60回ほど乗りました。当たり前ですがその都度飛んだり降りたりします。パイロットは空軍出身だから世界一うまい、という噂を信じて頑張りました。その結果、普通の標高の空港での離発着で快感を覚えるような妙な体になりました。飛行機があまり怖くなくなったのは、ボリビアのおかげさまであり、感謝。

4 ｜ 食事は美味しい

　20年前、ボリビアにはラーメンがありませんでした。日本食は1年間食べなくても平気な私でも、ラーメンがない生活には耐えられませんでした。ラパスの中華レストランで中華そばといわれて食べると、いわゆる煮込みスープでした。標高に負けずに町を走り回り、探し回りましたが、カップラーメンすら見つけることはできませんでした。今はおそらく合衆国資本と思われる大きなスーパーマーケットがあり、何でも手に入ります。カップラーメンなどはいくらでも売っており、ボリビアの進歩を最も感じる部分です。
　ジャガイモと豆のスープ、鶏肉・牛肉・魚（ニジマスやピラニア）を焼いたり揚げたりしたものが食事の基本であり、味付けは塩味。そしてリャ

ファアという超辛いディップを好みに合わせてつけて食べます。シンプルで素っ気ないように感じるかもしれませんが、日本人にとっては特別違和感のない、すっと入っていける食事です。美味しい。私はいつも食べ過ぎて、帰国してから体重計に乗るのが恐ろしい。ボリビアに赴任した医師は多数いますが、太って帰国したのは私を含めて3人だけという噂がありますが、これはあくまで噂です。この他にサルテーニャという、ピロシキのボリビア版がありますが、これも美味しい。これは太るでしょう。

5 ｜ 電撃 220V

　宿は普通、ただし、星マークは実感よりも一つ多くつけられているように思います。

　どこの国にも木賃宿から豪華ホテルまでいろいろありますが、ボリビアも同じです。ただ、ときに感電します。ホテルのシャワーのノズル周辺が妙な形をしていました。直径15cm、深さ20cmほどの缶詰の缶のような形をしているのです。これが実は電熱器で、水を通して暖めるようになっています。電源は220V。ちょっとぬるかったので、ボリュームスイッチを手探りで探して熱い方にまわしました。その瞬間、電気が右手から右足に抜けたようで、右手の親指と右足のかかとがやけどしました。黒く焼けたのです。その1週後、たまたまテレビの電源プラグをコンセントから抜いてテーブルタップにつなぎ替えるという作業を行うチャンスに恵まれました。コンセントから抜きたてのプラグの2本の金属部分をなぜか触ってみると、またしても「雷」に打たれました。220V、恐るべし。中の基盤にあるコンデンサに貯まっていた電気が放電しただけと思われますが、まさに「雷」でした。20年前、初めて訪れたときの話です。その前にも後にも、感電したのは私だけのようです。少しだけ恥ずかしいですが、220Vの脅威を体験できて感謝です。ちなみにそのようなシャワーはすっかり影を潜め、今は極めて快適なホテル生活が楽しめるのでご心配なく。

刺激的な思い出ばかりを気の赴くままに書きましたが、他にもボリビアにはお世話になってきました。ラパスのサガルナガという土産物屋街では、三葉虫の化石をたくさん買い（押し売り？）、おかげさまで「フォーシルズ」をはじめたくさんの英語を覚え使いました。これを契機に、英語に対するコンプレックスが薄れ、南カリフォルニア大学への留学も有意義なものになりました。各消化器病センターで医師や学生を対象に講義や超音波検査、肝生検、血管撮影などいろいろやらせていただいたおかげで、本当に多くの人と交流が深められ、名誉市民の称号もいただきました。日本では経験できないような疾患患者を診させていただき、たくさんの勉強もできました。これらの素晴らしい経験をぜひ、今の若者にも味わってもらいたいと、いつも考えていますが、遠い国故に、実現はなかなか難しいでしょう。しかし、その遠いボリビアに東邦大学を、そして日本を第2の故郷のように思ってくれている大勢の仲間がいることを覚えておいてほしい。そしていつかチャンスが巡ってきたら、臆せずに飛び込んでほしい。素晴らしい世界を必ず見ることができるはずです。
　長い間のお付き合いに対し、この場をお借りして今一度感謝の意を表しつつ筆を置かせていただきます。今後もよろしく。

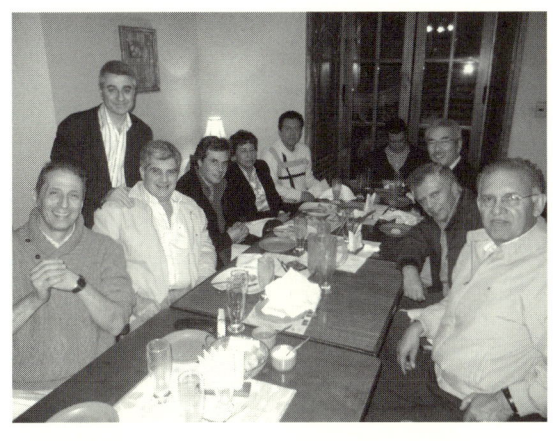

▲ 2010年ボリビア消化器病学会（スクレ）にて仲間との夕食

ボリビア消化器疾患
対策プロジェクト

石井　耕司

　ボリビアの消化器疾患対策プロジェクトは日本―ボリビア友好消化器病院（日・ボ消化器病病院）で日本人医師とボリビア人医師の交流を行い、日本の消化器病医学・医療をボリビアに伝えることが目的であると伺っていました。1981 年に私が東邦大学大森病院の第二内科に研修医として入ったとき、医局長はプロジェクト開始時、ボリビアにご一家で赴任されていた保坂洋夫先生で、ボリビアに行かれたことがある水入紘造先生、杉本元信先生、古部勝先生も医局内にいらっしゃいました。また、日本へ研修に来たボリビア人医師も病院内でたびたび見かけ、言葉の問題もありましたが、消化器病病棟の食事会などを通じて彼らと仲良くなりました。これらの先生方を通し、私はボリビアという国をとても身近に感じていました。
　1986 年ブラジルのサンパウロで開催された世界消化器病学会に、指導医であった保坂先生と参加しました。学会が終わると、ボリビアの首都のラパスへ向かい、我々のために用意されたようなボリビア消化器病学会に参加して、私はここでも発表させていただきました。その学会期間中、ご両親が沖縄からボリビアに移住されボリビアで医師になった第一外科の鳥越義房先生から南米の諸事情をお聞きし、私はボリビアのみならず南米に親しみを感じるようになりました。鳥越先生はプロジェクトの通訳を務め、ここで出会った亀谷先生の勧めで日本でも医師免許を取得された方です。
　1992 年 10 月からプロジェクトの第 2 フェーズが始まり、1994 年 6 月から第一外科の渡邊正志先生とペアで国際協力事業団技術協力専門家と

してボリビアに派遣される機会を得て、私は喜んでこのプロジェクトに参加しました。

1 | 第1の訪問地

　日本から24時間以上かけて標高4,000mの空港エル・アルトに到着し、迎えの車にいっぱいの荷物を詰め込んで、標高3,700mの首都のラパスまで下りて行きました。

　ラパスの日・ボ消化器病病院は中心地から少し離れたところに建っている近代的な建物です。1986年に初めて訪れたときのラパスの中心地には物乞いの子どもたちが大勢おり、石畳の道からは下水が染み出して異臭が漂っていました。あるとき、保坂先生からラパスの印象を聞かれた私は、この町には消化器病専門病院よりも町の衛生を改善する事業が必要だと思うと言ったところ、保坂先生は先進的なものができると、町は発展するものだとおっしゃいました。あれから8年の歳月が経ち、ラパスの町は見違えるように近代化していて、保坂先生の言葉を思い出しました。

　日・ボ消化器病病院で、プロジェクトリーダーである長崎大学微生物感染症科の宇都宮先生、医療機器専門家の丸山正明さん、調整員の森本さん、サンファン育ちの日系3世のスサーナと打ち合わせの後、我々の任務である日本から寄贈された医療器材がどのように使われているかをフォローする仕事が始まりました。それは3都市に建てられた日・ボ消化器病病院を3週間毎に回り、各病院で日本から寄贈された医療器械が有効に使われているかをチェックすることが主な仕事でした。

　ラパスの病院には大勢の患者さんたちが外来に来ていましたが、患者さんは病院に着くとまず事務所へ行きます。収入、家の所有、家族構成（子どもの場合などは二親か片親か）によって医療費負担が決まるようで、収入が十分あり、持ち家があって、夫婦が揃って住んでいるような人は100％の自己負担、収入が少なく、借家で片親の場合は少ない負担などとなるそうです。

私たちはまず内視鏡室へ行き、第1フェーズが始まって1番目に日本に来られた経験をお持ちの、院長（当時）でパンアメリカン消化器病学会の会長を務めておられたビリャ・ゴメス先生に挨拶してから、消化器病検査を行うレントゲン室や超音波検査室で検査しました。当時、新たに日本から寄贈されたCTの検査室に行くと1992〜1993年ごろに日本でCTの研修をしていた顔見知りのロザ先生に再会しました。ボリビアの病院では午前中の仕事が終わると、シエスタという習慣で多くのスタッフは昼食を自宅で取るために帰宅し、午後2、3時になると病院に戻って来ていました。内科ではおおむね午前中に検査が終わり、ボリビア人の内科医たちは午後には病棟業務をしていたので、私の仕事である検査機器の具合を見る仕事は午前中で終わってしまい、午後からは渡邊先生の手術を撮影するカメラマンとなっていました。手術が終わると、ホテルへ帰る途中にあるスーパーマーケットに寄り、買い物をして自炊（ラパスは富士山の頂上よりも高いため白米を炊くには圧力鍋が必要）していました。学生たちへのレクチャーがうまくいったときや、渡邊先生が難しい手術を成し遂げた特別な日の夕食は、渡邊先生が日本から持ってきた大塚のボンカレー、サトウのご飯、きゅうりのキュウちゃんのメニューで、これが私にとっては最高のごちそうでした。

　3週間のラパス滞在中には、ビリャ・ゴメス先生の豪邸での夕食に誘っていただいたり、ロザ先生にフォルクローレを聞きに連れて行っていただいたりしました。週末には内科医のパボン先生のご家族がオーナーだったと記憶しますが、ユンガス（Yungas、南緯12度だが標高3,700m近いラパスの夜はコートが必要な寒さでしたが、悪路をぐるぐると下りると同じ緯度でも温暖なリゾート地）のホテル近くのアマゾン川源流のきれいな川で水浴びをしました。また、専門家の丸山さんにはチチカカ（Titicaca）湖、ティワナク（Tiwanaku）遺跡に連れて行ってもらい、週末を十分に楽しみました。

2 ｜第 2 の訪問地

　次にコチャバンバ（南緯 13 度と南下して標高 2,600m）へ向かいました。ラパスで高地順応していたからでしょうか。標高が 1,000m ほど下がるコチャバンバだと、極めて元気になり活動性が高まるのがわかりました。
　内視鏡室の責任者は 1992 〜 1993 年ごろに第二内科で研修されていたラセルナ先生で、そこには近隣の国々、確かエクアドルなどの南米、中米から若い医師たちが内視鏡検査を教わりに来ていました。ここの内視鏡室では日本式のシステムが取り入れられており、若い医師たちが実際に内視鏡を手にしていました。日本では決して珍しい光景ではありませんが、欧米や南米では、その道の限られた人のみが内視鏡を実際に使用でき、若い医師たちはそれを見ることしかできないのが一般的とされていたため、ここの日・ボ消化器病病院は研修先として人気があるのだと感じました。1980 年以前のボリビアは南米の最貧国で、医療レベルも低かったため、志が高いドクターたちは近隣のブラジルやチリ、遠くはアメリカまで行って勉強してきたそうです。しかし、他国から若いドクターたちが勉強に来るところまで、ボリビアの消化器病診療は向上していました。さらに驚くことに、ブラジルの大学の中年のドクターもこの内視鏡室で研修しており、わずか 10 数年で医療レベルが逆転しているのだと感じました。
　そういえば、日本で研修した先生たちは必ず、東邦大学にいたころのネームプレートを白衣の胸につけており、東邦大学で研修したことを誇りに思ってくれているようでした。
　コチャバンバでも内科のゲラ先生や、外科のゴンザレス先生といった顔なじみの先生たちが様々なところを案内してくださいました。ある週末には渡邊先生と車でウユニの塩湖に出かけましたが、悪路で車が激しく揺れているときに突然、睡魔に襲われました。長時間の移動が原因かと思っていましたが、塩湖に着き、ガイドからここまでの道程では所々で標高 4,000m 以上のところを走っていたと聞き、睡魔の原因は酸素不足だったのだとわかりました。塩湖の眺めは今も思い出されるほど印象的でした。

3 ｜第3の訪問地

　建国から1890年まで首都だったスクレに向かいました。白い壁が印象的なコンパクトな町で、家々はコロニアル方式で中庭がきれいでした。日・ボ消化器病病院の院長は東邦大学大森病院で研修された外科医のムニョス先生、内科には日本で一緒にスキーに行ったことがあるソリアーノ先生がおられました。

　昔からボリビアでは、医学科の教授はアメリカ留学経験者が多かったそうですが、その当時には消化器病領域では日・ボ消化器病病院のスタッフで、日本で研修された医師が教授を兼任することが多くなっていました。

　ムニョス院長先生のご自宅にも招待され、広いガーデンで昼食をごちそうしていただきました。週末には、スクレから南下する標高4,000mのポトシの（旧）銀山（当時は砂銀しかとれませんでした）や、美人が多くて有名なタリハに1泊2日で出かけたりしました。

4 ｜そしてラパス

　ラパスへ戻り、各病院の様子をまとめました。日本から新たにラパスとスクレの病院に寄贈されたCT（コチャバンバはCT以外の医療機器の寄贈を望まれていて、いまだ日本から届いていなかった）は効率よく稼働していましたし、3病院の上部・下部消化管内視鏡や腹部超音波検査機器は比較的よくメンテナンスがされていました。しかし、消化器検査に使用するレントゲン透視検査機器は老朽化して、医療機器修理の専門家の丸山さんが頑張っていましたが、使用する造影剤やカテーテル、ガイドワイヤーが見えにくく苦労しました。そのようなことをJICAの専門家会議などで報告しました。最後の週末も標高400mの熱帯気候でボリビア第2の人口を誇るサンタクルスまで一泊旅行したことも思い出されます。

　名残惜しみながら、この期間中寝食をともにしてすっかり夫婦のような仲になっていた渡邊先生と、早朝にラパスのエル・アルト空港からプロジェクトのメンバーに別れを告げて帰国しました。

ラパス滞在記（1979 〜 1980 年）

杉本　元信

1 ｜序章

　ボリビアに国際協力事業団（JICA、当時）の派遣専門家として出向いたのは 1979 年 4 月、医学部卒業後 8 年目に入ったときです。ボリビアの消化器疾患対策プロジェクトが 1977 年に始まり、さっそくボリビアから 2 人の若手医師が 1 年間の研修にやって来ました。次いで現地に向けて先遣隊が出発し、私は第 2 陣に加わることとなりました。なぜ私のような若い内科医が行くことになったのか。それは、そのころ研究が一段落したこと、南米の国での生活に好奇心を抱いたことが理由だったと思います。

　1976 年第二内科助手になり、阿部達夫先生と安部井徹先生のもと消化器病棟での診療や、外来を担当していました。一方、研究面では肝臓の解毒機能の一端に関して実験を行いまとめたものを、安部井先生から学位論文として認めていただき、仕事の区切りを感じていました。折から安部井先生のご自宅に呼ばれ、現地の写真を見せていただき、日本では考えられない経験ができること、家族連れで行っても安心して暮らせること、妻には天国のようなところだと魅力的なお話をうかがいました。それで、当時 1 歳になったばかりの長男を連れて行くことに気が進まなかった妻を何とか説得し、家族 3 人で行くことになったのです。

2 ｜ラパスに着いて

　派遣団は複数の医療専門家のチームで構成されるのが常で、私と家族は

病理医と検査技師と一緒に成田を出発しました。長旅を終えて任地の首都ラパスに到着すると、先遣隊の人たちが迎えてくれました。その時期、新病院の開院式という一大イベントを前に、設計事務所や建築関係の人、各種医療機器メーカーから派遣された人など、多くの日本人が忙しく働いていました。開院式はボリビアの大統領や厚生大臣、日本大使を招き、盛大に挙行されました。しかし、それが終ると、日本から派遣された人々はその後一人、また一人と減っていきました。東邦大学からの派遣専門家は、内科医は1年、病理医は6か月、外科医は3か月のサイクルで、放射線技師や検査技師も6か月〜1年のサイクルで交替するようになっていたはずです。しかし、後述のようにその年の秋にクーデターが勃発したため、交代要員が日本から渡航できない状態になっていました。

　気がつけば、その年の暮れには日本人の医療専門家は放射線技師と私だけになっていたのでした。

3 ｜ 業務のこと

　私たちの業務は、現地の医師や技師（お互いのカウンターパート）を指導することでした。病院内での私のスケジュールは、午前中は消化管造影か内視鏡検査、午後は特殊検査や治療で、終了後はミーティングやセミナーに参加しました。現地の医師たちは、年齢は私と同じか少し上で、ボリビアではエリート集団だったようです。英語が通じたため、会話には問題ありませんでした。彼らは医学の知識を十分に備えていましたが、当然のことながら内視鏡の技術は不十分で、不器用な人もいました。一方、ボリビア人は日本人と違って検査の苦痛に耐えられない人が多く、患者の多くがセデーションを必要としました。中には私に検査して欲しいと強く要望する患者もいましたが、私は挿入困難例を除き、手を出さないように心掛けました。彼らは気位が高く、当初はなかなか心を許し合えない関係が続きました。また、ミーティングは新病院の管理運営や研究計画に関するものが多く、それも予定通りには始まらず、30分以上遅れて始まり、延々と

2～3時間続くのでした。言葉はすべてスペイン語で、資料を見て何とか理解するしかありませんでした。開院当初は少なかった入院患者も次第に少しずつ増えてくると、回診に同行を求められ、ときに診察を頼まれました。腹部腫瘤と黄疸を生じて入院していた女性患者の診断をめぐり、激論を交わしたことがありました。手術の結果、私の診断通り総胆管嚢腫とわかったときは、勝ち誇った気分になったものです。

　患者はボリビア人だけではありませんでした。日本人（現地在住の人、大使館の人、商社の人、日本からのVIP、旅行者など）の診療相談がJICA事務所や大使館に入ると、直接私に連絡がくるのでした。日本から遠く離れた彼らが頼れる医師は、当時私だけだったのです。子どもたちの件で連絡があれば、専門外の小児科診療も行わざるを得ませんでした。

4 ｜ ラパスのこと

　気候・風土・習慣がまるで日本と異なり、空気が薄い、英語が通じない、食事は米が不味く、硬い牛肉が中心で魚が手に入らないなど、私や家族には大変過酷な日常でした。開院式の夜、ホテルに帰ると、食事の場所を探すために妻子が言葉の通じない暗い町に出て、怖い目に遭ったと聞きました。妻がスリに遭い、財布を盗まれ、ナイフで足を切られそうになったこともあります。

　このため、気分転換に濃い空気を求め、サンタクルスのリゾートホテルに何度か保養に行きました。学会でブエノスアイレスに出かけたときは、きれいな町並みに感動しましたが、レストランではやはり牛肉がメインでした。休暇でペルーに行ったときは、リマの日本食レストランで海の幸を堪能し、クスコとマチュピチュの遺跡を見学しました。

　そのうちに半年が経ち、旅行や出張から帰ったときなどは、ラパスという特異な町も自分の町のように思えるようになったのが不思議でした。日本では下調べさえしなかったボリビアの歴史に興味を持つようになり、いつの間にか片言のスペイン語を話すことができるようになりました。

当時ボリビアは政情が不安定で、10月末からクーデターが頻発しました。聞き馴れない言葉でしたが、「戒厳令」なるものが布かれ、夜間外出禁止令が出されました。妻は買い物も命懸けだったと言っていましたが、そのうちに日中も屋外に出られない（勤務にも出られない）日々となりました。知る限り大統領が1年間に7人変わったようです。

5 | 最後の3か月

　年が改まると同時に政権抗争が一段落し、空港閉鎖が解かれ、ようやく日本から6名の後続派遣団が到着しました。2月には東邦大学の亀谷先生と安部井先生がJICAの使節団として来訪し、プロジェクトの3年間延長（1983年まで）が決まりました。3月に入ると後続隊のうち4名が、スクレの消化器病センターの開院式のために現地に移動しました。私は前年4月のラパスの開院式に続き、3月のスクレの開院式にも参加することができました。任期最後の仕事は3月のパンアメリカの消化器病学会でした。これは前年11月開催予定だったのが、クーデターの影響で延期され、3月末から5日間にわたってラパスで開催されたものです。日本からの参加予定者は当初より減り、私は自分の発表のほか、安部井先生の代理で特別講演やラウンドテーブルディスカッションの演者を努めることになりました。このように、最後の3か月は予想外に慌ただしい日々になったのでした。

6 | 終章

　1980年4月、予定通り1年間のボリビア滞在を終え、私たち家族は帰国の途につきました。空港ではたくさんの人々が見送ってくれ、その中には当初お互いに心を開くことが難しかった医師たちの顔も見られました。
　滞在中、とくに大きな病気はしませんでしたが、体重が10kg近く減っていました。長男は1年間で身長がやや伸びたものの、体重の増加が見

られませんでした。ラパスの空気と食事とストレスのせいだと思われます。妻には言葉に表せないほど、つらい思いをさせました。振り返れば、妻は滞在中に第2子を妊娠し、出産のため早めに帰国する航空券を入手した日、不幸にも流産してしまったのです。ボリビアは私にとっては悲しい思い出の地でもあります。

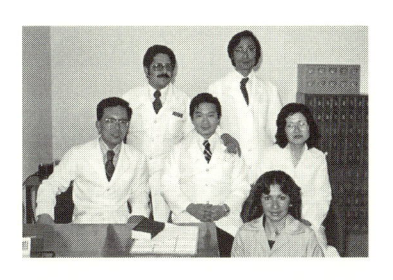

▲ラパスのセンターにて（1979年4月）、ボリビアの内科医、検査技師、日本の病理医（2名）、検査技師とともに記念撮影（中央が筆者）

　そして、ボリビアのために何ができたか自問することがあります。日本と違ってボリビアには萎縮性胃炎や胃癌が少なく、早期胃癌発見に関する日本の内視鏡技術は十分に発揮できなかったように思われます。しかしその後、コチャバンバにも立派な病院が建設されました。プロジェクトが少しでもボリビアの人々に役立つことを願わずにいられません。

7 ｜ 附記

　ラパス再訪の機会は、2年後の1982年、第1回日本ボリビア消化器合同会議がJICAの後援で開催されたときに巡ってきました。また、肝胆膵に主眼をおく第2フェーズが1992年に開始され、翌年ミッションの一員として3回目の訪問を果たしました。イリマニの山懐に抱かれたラパスの町は、いつも変わらぬ表情で私たちを迎えてくれます。病院の白壁は開院後14年間純白を保ち、内部もよく営繕されていました。3消化器病センターの幹部と親しく話し合ったとき、それぞれの土地に適合した形で運営されていると聞いて安堵しました。その後も順調のようです。

　新聞やテレビでボリビアの報道があると、妻ともども特別な思いで見入ります。ラパスはいつしか私たちの心の中で特別な町になってしまったようです。

細菌性下痢症原因調査短期エキスパート参加―ラパス川における下痢症原因菌の疫学調査―

大野　章、吉住（旧姓丸井）あゆみ

　1995年2〜8月、宇都宮明剛博士（長崎大学熱帯医学研究所（退官））による5歳未満の幼児の下痢症病因特定調査および検査技術指導を目的とするプロジェクトに参加しました。参加したといっても、宇都宮博士の仕事はほぼ終了しており（宇都宮明剛「ボリビア共和国消化器疾患対策・帰国総合報告書」（1994年11月提出）、宇都宮明剛「海外における医療・検査事情　ボリビアの細菌性下痢症と検査事情について」『モダンメディア』栄研化学株式会社，1997年43巻3号p18-22）、すでに博士が帰国した1995年2月からの参加でした。2月から6月までは、吉住が先発し、カウンターパートとして仕事をしていたラパス消化器疾患研究センターのアルベルト技師とエルネスト技師への検査技術指導およびラパス市内下痢症患者検査を継続しました。私は、7月にラパス消化器病センターに入り、吉住とともにその任に当たることとなりました。しかしながらすでにカウンターパートの両名の検査技術は所定のレベルに到達しており、検査技術面での指導はすでに完成していました。そこでプロジェクト終了間際ではありますが、基礎微生物学研究者として、何か他にできることはないかと考え、最終的にラパス市内における高い小児下痢症発生頻度の要因を疫学的に解析することが下痢症対策に極めて重要との思いに至りました。疫学調査で着目したのは、すり鉢状のラパス市内中心部を流れる黄濁したラパ

ス川です。そこにラパス市内で多発する下痢症発生の下痢原性原因微生物が多く存在している可能性があると直観し、ラパス消化器病センター所長の許可を得て実施調査することとしました。以下その実施調査について紹介します。

1 | ラパス川下痢原性細菌汚染調査

　ラパス川黄濁の理由をカウンターパートに尋ねると、ラパス市内に下水道処理施設は一応存在するが、老朽化によりあまり機能しておらず、すり鉢状の丘陵部に生活する住民（多くが先住民族あるいは白人との混血）の糞便を含む生活排水がラパス川に流れ込み、そのため黄濁しているとのことでした（写真1）。そこでまずはボリビア陸軍から詳細なラパス市街の地図を入手し、ラパス消化器病センターの下痢症患者の住居をマッピングすると、偶然か多くの患者の住居がラパス川沿いに位置していました。住民がラパス川で洗濯している姿も散見されました（写真2）。またラパス市内の朝市で売られる新鮮野菜も、ラパス川下流域で栽培され、栽培にはラパス川を灌漑して引いた水が使われているとの情報も得、ラパス市民の生活がラパス川と密接に関わっている状況が明らかになりました。

　宇都宮博士が任期中に下痢症患者便検査から得られた結果では、腸管

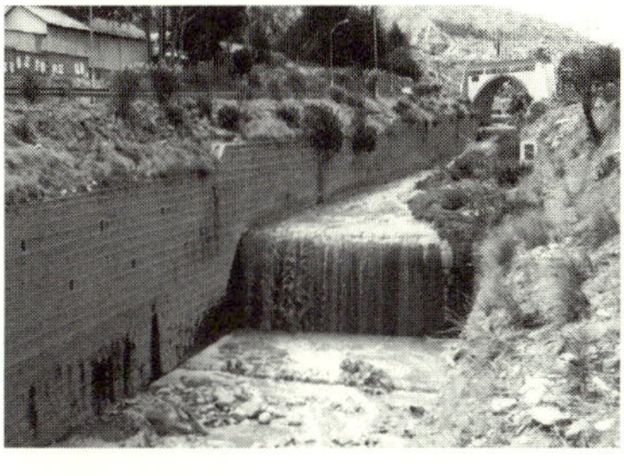

▲写真1　ラパス市街地を流れる汚濁したラパス川

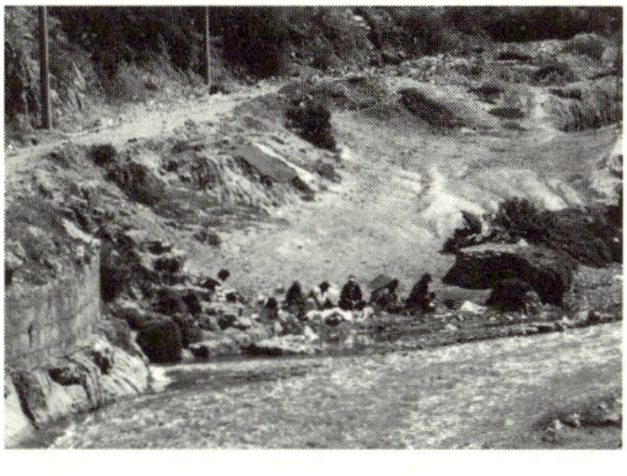

▲写真2　ラパス市街下流域で洗濯する住民

病原性大腸菌（EPEC）、腸管毒素原性大腸菌（ETEC）、腸管侵入性大腸菌（EIEC）、腸管出血性大腸菌（ETEC）の可能性のある血清型菌株が多数分離され、またコレラ菌、赤痢菌、サルモネラなど、様々な腸管感染症原因菌が検出されていました。吉住のその後の検査でも、これらに加え、カンピロバクター、ロタウイルスを検出していました。以上の情報を合わせて考えると、下痢症患者原因菌の感染源としてラパス河川水の直接的、間接的な関与が強く疑われました。そこで上流から下流までサンプリングポイントを設定し、河川中の細菌検査を実施することを立案しました。

2 | 調査地点

ラパス市内全長 41.5km のラパス川を下表 7 地域に分類し、サンプリング地点を定めました。

	サンプリングポイント（地域）		標高（m）
1	人家の存在しない最上流地域	Laguna Incachaca	4,700
2	市街地流入入口地域	Rio Chuguiaguillo	4,200
3	市内人家密集地域	Rio Khallaspa Chincha	3,680
4	市内人家密集地域	Rio Achachicaca La Portada	3,700
5	市内人家密集地域	Chapuma Villa El Carmen	3,750
6	市街地流出口地域	Rio Choqueyapu Zona Aranjuez	3,200
7	最下流過疎地域	Rio de La Paz	2,700

3 | 細菌学的検査

サンプリングにより得た河川水は、その日の内に検査に供しました。検査は河川中の細菌数総数を生菌数測定法で調べるとともに、各種選択培地に生育したコロニーの中で下痢原性大腸菌（EPEC、EIEC、ETEC、EHEC）、サルモネラ、赤痢菌、ビブリオを疑われるものについて生化学的性状試験、血清学的診断を実施し菌種を同定しました。また河川下流域で栽培している野菜を入手し、細かく裁断し秤量した後、滅菌生理食塩水中

に懸濁し、河川水検査同様の手順で野菜表面に付着している細菌の菌種を同定しました。

4 | 結果と考察

ラパス川中の総細菌数は、人家のない最上流域では検出限界以下、市街流入域では河川水1mlあたり10^1〜10^2cuf(注1)、人家密集地域では10^5〜10^6cuf、下流域でも10^3〜10^5cuf存在しました。菌種同定の結果、種々の下痢原性細菌が検出されました。

サンプリングポイント	検出された下痢原性細菌
4	サルモネラ O4 群
5	ETEC（毒素原性大腸菌）O6 群、O159 群、O44 群
6	サルモネラ O4 群、ETEC O15 群
7	EIEC 侵入性大腸菌 O29 群、病原性大腸菌 EPEC O44 群

帰国後ETEC株についてはPCRを実施し、その結果毒素遺伝子（LT）陽性を確認しています。また朝市で購入した新鮮野菜（カリフラワー、キャベツなど）からは食中毒原因の可能性のあるエアロモナスが検出され、また大腸菌も検出されました（丸井あゆみ、大野章他「南米ボリビア国ラパス市における感染性下痢症多発と河川細菌汚染の関係」『日本環境感染学雑誌』1996年11月 p169-175）（A Ohno,A Marui, et al "Enteropathogenic bacteria in the LA PAZ river of Bolivia" Am J Trop Med Hyg,1997, 57,p438-444）。

このようにラパス川細菌調査において、市街地域から糞便由

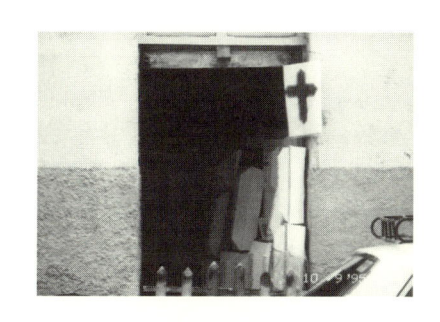

▲写真3 ラパス市内商店街の棺桶販売店。子ども用棺桶が陳列されている

来の下痢原性細菌が高頻度に検出された結果は、ラパス市に多発する小児下痢症の原因が、ラパス川に起因する可能性を強く示唆したものと言えます。写真3に示すように、ラパス市内の繁華街には棺桶販売店が散見され、店の中を覗くと子ども用の棺桶が陳列されている様子がうかがえます。この痛ましい写真の原因が、ラパス川にあると強く推定される事実は、JICAによる小児下痢症対策には、まずもってインフラ整備が最も肝要ではないかと訴えざるを得ません。このことを証する調査結果となりました。

　以上簡単にではありますが、短期エキスパートとして派遣された期間に行った大野および吉住の仕事内容を紹介しました。

(注1) cuf：colony forming unit の意味。1cuf は1個の細菌に相当する。

第 ❸ 章

病院から地域へと広がる保健医療協力

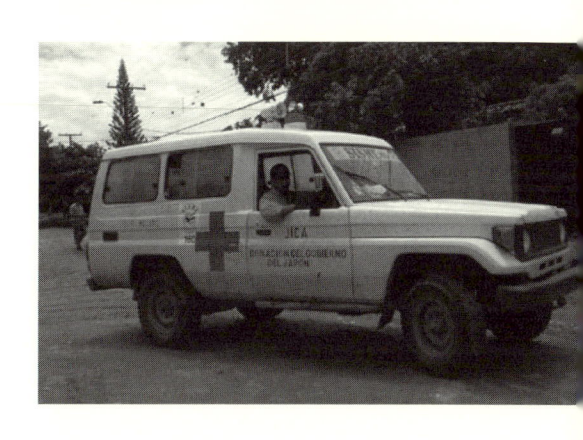

サンタクルスで築かれたもの
人づくり、システムづくり、
日本病院の現状

三好　知明

　ボリビアへの技術協力プロジェクトは2011（平成23）年に創立25年を迎えた国立国際医療研究センター国際医療協力局の最初の技術協力案件であり、1987（昭和62）年から2012（平成24）年まで継続されました。病院協力から開始され、地域保健協力に発展した技術協力は、日本の保健医療分野の一つの典型的な協力事例ということができます。近年、日本経済の再生のため、医療輸出など保健医療分野が注目されてきていますが、何とか試行錯誤の中で病院や地域の保健システムを動かしてきたこれまでのプロジェクトを通じた経験を踏まえることで、多くの学びが今後に生かせるのではないかと考えます。

1｜病院への協力

　ボリビアの保健医療協力はラパス、コチャバンバ、スクレの消化器病センター建設（無償資金協力）後、技術協力が行われたことに端を発し、その後、リベラルタ（ベニ県）の母子病院と無償資金協力による病院建設が続き、1985年には同じく無償資金協力によってサンタクルス総合病院が建設されました。
　サンタクルス総合病院は主として内科、外科、小児科、産婦人科からな

る総合病院で、放射線（血管造影を含む）、内視鏡、超音波診断装置など当時最新鋭の機材も導入されました。ボリビアでは従来、小児病院や母子病院などのように、病院は機能別に分かれており、真の意味での近代的総合病院はありませんでした。したがって、ボリビアにとっては、このような最新の機材設備を有する総合病院を経営することは、臨床技術面からも、運営管理面からも困難で、サンタクルス総合病院は開院当初から病院運営に行き詰まり、日本に対して技術的指導が要請されました。

このボリビア政府の要請にもとづき、「サンタクルス総合病院プロジェクト」（1987年12月～1992年11月）が開始されました（表1）。このプロジェクトの特徴は、病院管理を中心とした総合的な病院協力であり、臨床指導に加えて、看護管理、機材管理などを含めた病院管理分野の協力を行い、病院の運営を確立したことです。

表1　サンタクルスにおける技術協力プロジェクト（JICA）

	案件名	期間
1	サンタクルス総合病院プロジェクト	1987年12月～1992年11月
2	サンタクルス医療供給システムプロジェクト	1994年12月～1999年12月
3	サンタクルス県地域保健ネットワーク強化プロジェクト	2001年11月～2006年10月
4	地域保健システム向上プロジェクト	2007年4月～2012年10月

サンタクルス総合病院はボリビアの新しい制度により国立病院から「脱中央分権化組織」となり、新たな制度の中で模索しながら、病院経営の指導が進められました。これまでの不明瞭な財務管理を是正するために、しばしば、院長の交代など、内政干渉にも近い人事面への介入も行われましたが、こうした介入なくしては病院経営の改善は困難であったと思います。

また、総合病院への臨床面の協力は多岐にわたり、国立病院医療センター

（当時）の各部門から多職種の専門家が多数派遣されました。一方、研修員の受け入れも多岐にわたり、かつ半年以上の研修など長期間にわたりました。このようにサンタクルス総合病院への協力は、臨床部門のみならず、事務、機材管理、看護管理、検査、薬剤管理、放射線管理など病院管理部門を含めた広範なもので、まさに病院全体が一丸となって行ったものでした。

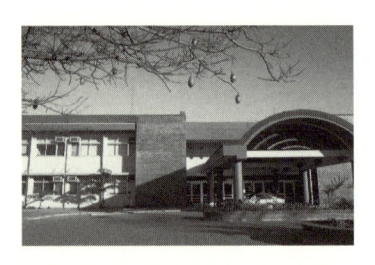

▲サンタクルス総合病院（日本病院）

　特記すべき事項として、ボリビアでは最新鋭の病院の機材、施設を活用した若手医師に対する教育が挙げられます。これはほぼ同時期に始まった、ボリビアのレジデント制度の導入によりさらに促進されました。全国から優秀な若手医師が多数集まり、病院の活性化とその後の優秀な人材の輩出を導きました。初期のレジデント修了者からは、各地の保健局長や病院長のみならず、保健大臣も輩出しています。病院には教育研修部（ドセンシア）が設置され、医師だけでなく看護師、コメディカルの卒前・卒後教育にも力を注ぎ、その後、同病院が大学病院として機能する礎を築きました[注1]。

2｜地域保健への展開

　当時、プロジェクトの実施は5年が原則で、この5年間でサンタクルス総合病院の基礎が築かれました。もちろん、臨床、運営管理とも種々の問題点は山積み状態で、継続した技術協力が必要であることは多くが認めることでした。単純な延長ではなく、病院協力を続けながら、サンタクルス市への協力を行うデザインで第2フェーズプロジェクトともいうべき「サンタクルス医療供給システムプロジェクト」（1994年12月～1999年12月）が始まりました（図1）。

　このプロジェクトは当初、市内の第一次医療施設である保健センター（セントロ・デ・サルー）の強化ならびに連携を図ることで、市内の保健医療

サービスの改善を目指すというものでした。プロジェクト開始時にはそれに備えて、セントロ・デ・サルーの調査などが積極的に行われました。しかしながら、1995年の大衆参加法、そしてその翌年の地方分権化法の制定により、病院はストライキなどにより大混乱に陥り、いったん安定した病院運営も一転、危機的状況になってしまいました。

詳しくは後記（p158〜）の通りですが、当初予定された地域展開は、いったん断念せざるを得ず、病院の建て直しにプロジェクト後半が費やされました。しかしながら、この期間、レファラルシステム、救急医療体制（SISME）などの基礎が築かれ、次に始まる本格的な地方展開「サンタクルス県地域保健ネットワーク強化プロジェクト」への基礎となりました。

2001年に始まった「サンタクルス県地域保健ネットワーク強化プロジェクト」（2001年11月〜2006年10月）では県保健局（SEDES）にオフィスを置き、サンタクルス県を対象にモデル地区を設定して県地域保健ネットワークづくりに着手しました。その内容は医療サービスの質の改善、レファラルシステム、運営管理、機材管理、住民参加型保健活動の5分野に及び、あわせて「FORSAモデル」と呼ばれました。

5分野にはそれぞれ委員会が設置され、活動が進められていますが、臨床面の医療サービスの質の改善は日本病院を中心に、とくにサンタクルスでは課題となっている母子保健分野を対象に行われました。住民参加型保健活動では、独自の住民参加プログラム（狭義のFORSA）を開発しました。

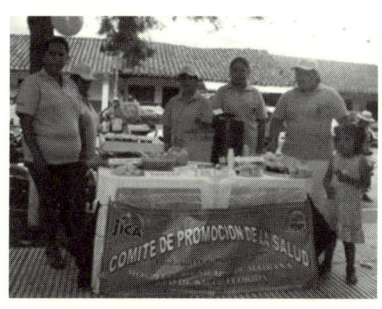

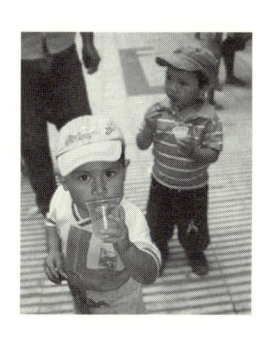

▲住民による健康増進活動

県保健局にはヘルスプロモーション課が設置され、モデル地区ではセントロ・デ・サルー（第一次医療施設）や住民に顕著な行動変容が生まれています。

この FORSA モデルの拡大を図ったのが「地域保健システム向上プロジェクト」（2007年4月～2012年10月）で、このプロジェクトからは現地のボリビア人スタッフのみで運営されるプロジェクトとなりました。活動の主体は県内および県外に対する FORSA モデルの研修です。サンタクルスのプロジェクトは 2012 年 6 月に終了しましたが、それぞれの県の状況にあわせ FORSA を実施するプログラム FORSA（PROFORSA）がコチャバンバ、ラパス、ポトシ、オルロ（予定）で JICA 技術協力プロジェクトとして実施されています。すでに「ボリビア国地域保健システム向上プロジェクト」により、サンタクルス県においてベニ県やパンド県を対象とする研修が行われていましたので、ほぼ全国展開を達成したといってよいでしょう。

図 1　サンタクルスにおける技術協力推移の概念図

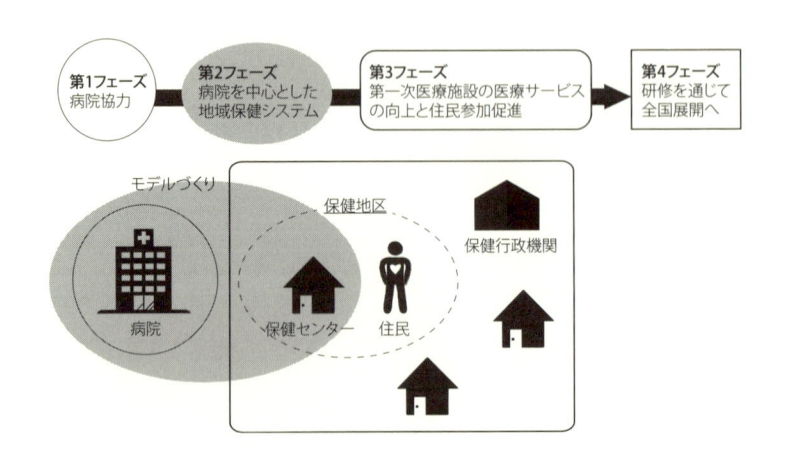

3｜人づくり、システムづくり

　各プロジェクトではその時代時代で、常に政府の定めた新しい法令や制度に対応してきました。残念ながら、ラパスとサンタクルスの関係は政治的に対立している場合も多く、必ずしも良好ではありません。そうした中で、脱中央分権化、大衆参加法、地方分権化法、レファラルシステムや住民参加活動、さらには新しい保険制度などに対して、ボリビアでは比較的、整備の進んだサンタクルスで導入のための調査や具体的対応が試みられてきました。こうしたサンタクルスでのシステムづくりの経験などが、中央政府の保健政策に反映されており、日本病院はこうしたモデルづくりの指導的立場を果たしてきました。現在、保健省が行っている保健政策も、レファラルシステムや住民参加活動など、サンタクルスの経験が生かされているといわれています。
　サンタクルスで新しい保健制度を試みることが可能となったのは、まず、第1には長年にわたる技術協力による人材育成の成果だと思います。サンタクルス総合病院開院当初から働いているスタッフもいますが、レジデントなど若い人材が育って、現在のボリビアの医療を支えています。

　技術協力プロジェクト終了後もボリビア、サンタクルスとの交流は続いています。サンタクルスに派遣された専門家を中心に「ボリビア会」が結成され、2011年3月に行われた日本病院創立25周年記念式典には日本からも数名が参加しました。残念ながら、東日本大震災の直後で、参加できなかった人は私も含め多くいます。
　国立国際医療研究センターではレジデント研修の一環として、今年も日本病院を若い医師が訪れています。サンタクルスでは全く昔と変わらない歓待を受けて、本人も感激しています。長年にわたって培われた人材とその絆は永遠なのです。

（注1）サンタクルス総合病院はその後、「日本大学病院」と改称された。

医療技術協力の第一歩、
ボリビアでの始まり

古田　直樹

1｜日本病院での医療技術協力

　日本政府が無償資金協力によりボリビアのサンタクルス市に建てた「ホスピタル・ハポネス（日本病院）」というボリビアでは最初の170床ほどの近代的総合病院に対し、ODA（政府開発援助）にもとづいて二国間ベースで始められた我々の医療技術協力は1987年より開始され早くも30年近い歳月が流れました。

　その1年ほど前、厚生省（当時）が法律（省令）を改め、開発途上国に対する医療協力を行うこととして1986年10月1日に国立病院医療センター（現在の国立国際医療研究センター）に医療協力部の新設が決まりました。

　一方、私はその4年前にドイツ留学から戻り心臓移植の臨床応用のため種々の準備を進めていましたが、なかなか社会環境が整わない状況にある中で生命倫理の勉強会のメンバーであった法学部教授のお一人の方が偶然ながら「初代の派遣協力課長を引き受けてみたら」と私に勧められました。そして数日熟慮した結果、それを引き受けることに決め1986年7月からODAベースの国際医療協力に参加することとなりました。

　そのようなことでこのサンタクルスのホスピタル・ハポネスにおける国際医療協力は我々の協力部にとって初めての医療技術プロジェクトであり、私が厚生技官を務めた12年間（1986〜1998年）種々の面で関わっ

てきた大変思い出深いものであります。

振り返ると「光陰矢の如し」の言葉が実感として感じられる30年近い歳月が今までに過ぎ、その医療技術協力を通じてボリビアと日本の関係者の間には、親しみと深い信頼感が相互に醸成され、強い友情の絆で結ばれました。

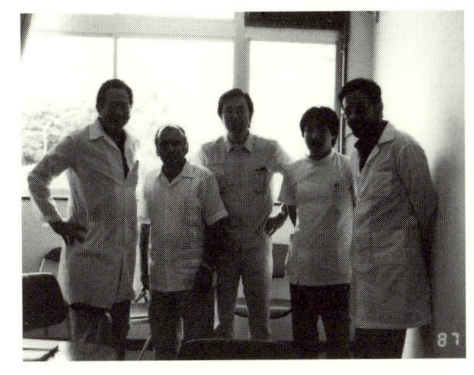

▲プロジェクト初期の1987年2月、ホスピタル・ハポネス初代院長オスカー・カブレラ先生（左から2人目）、筆者（中央）らボリビアと日本の医師たち

　我々にはボリビアの文化・社会システムについての知識などがほとんどなく、英語もほとんどしゃべれないボリビアの医療関係者を相手に、通訳を通して以外は会話が成り立たないという中で、医療技術指導という難問に取り組まねばならなかったからです。したがって苦労は当然のことと言えばそれまでですが、医療事情の大きく違う異文化社会において相互の理解を真に深めることには時間がかかり、互いに約束したことの意味やその実行に関しては大きなギャップを感じることが少なくありませんでした。しかし、現地に詳しい日本人、主にJICA（当時の国際協力事業団）関係者や南米に詳しい外務省の専門家やいろいろな関係者の助けを借りながら、少しずつ理解を深めていきました。この医療技術プロジェクトの責任者を任された私は、準備段階ではまず現地の医療事情を知ることから始めるしかありませんでした。できるだけ早く協力を開始してほしいとの外務省の要請を受け、その準備を進めるべく、国立病院医療センターの医療協力部派遣協力課長の辞令を受けるはずの当日はすでに南米アンデス山脈を望む機上の人となっており、現地調査に赴いていました。

　実際に医療技術協力を始めるまでには、日本から派遣する医療スタッフのことやカウンターパート、それに現地の関係者との打ち合わせをはじ

め、通訳を務めてくれる人たちやサンタクルス総合病院のスタッフたちとの顔合わせ、そして技術協力にかかる医療資材のことなど、準備のために1年間に4回ほど現地を訪れました。会う人、見るもの、聞くもの、食べるもの、すべての文化風習、それに自然や家並みまでが、それまで全く想像もしなかった未知の体験ばかりでした。当時40歳半ばであった私には目に映るものすべてが好奇心の対象でした。そうは言うものの、託された日本国民の税金にもとづくODA資金の医療技術協力を我々が引き受ける以上は、何としても成功させたいという決意をしっかり抱いていました。首都ラパスにおいては保健大臣をはじめとするボリビア側の関係者や伊藤大使をはじめとする日本大使館、ボリビアのJICA事務所などをたびたび訪問し、打ち合わせを行いながら、技術協力に必要な体制作りを進めていきました。

　サンタクルスでは、技術協力の対象となっているサンタクルス総合病院や市の行政機関、それにサンタクルス医師会や地元知識人の団体であるコミテプロサンタクルス、それに看護協会、さらには地元選出の有力な国会議員や保健省の局長などを精力的に訪れ、医療技術協力に関して意見交換を行いながら理解を求めていきました。市立小児病院や市立東部がんセンター病院、そのほかにも2、3の総合病院や保健所、さらには個人が開業しているクリニックなどもできるだけ見て回りました。現地をいろいろ見て回るうちに、次第に医師としての勘が働いて、ボリビアの異なる医療事情が少しずつ理解できるようになり、ボリビア側が必要としている医療技術協力に応える内容、例えば診断・治療の上で必要な病理診断、診療記録の管理、医薬品の適正管理、そして修理を含めた医療機器の管理体制などといったもののイメージが次第に浮かび上がってきたことを今でも覚えています。

　ボリビア国民の大半を占める現地の住民（アイマラ族やケチュア族など）は黒い髪の毛、肌が褐色であることなど日本人に似たところが少なくなく、性格的にも決して向こうっ気の強いところがなく親しみやすい素直な性格であり、互いに医療技術協力を進めて行く上で大変ありがたいことだと思

いました。

　これまでに技術協力を通じて出会った人たちの思い出は数限りなく、その中にはフォアニーニ先生、キンテーラ先生、神谷先生そして初代の日本側現地チームの責任者を務めていただいた伊勢先生などといった、すでに亡くなられた方々もおられますが、医療技術協力に大きく貢献された方々に深く敬意と感謝を表しつつ、ここでサンタクルス総合病院の医療技術協力の歴史に残る出来事の一端をご紹介することにします。プロジェクトを襲った病院の財政危機の際、私が団長として現状視察へ出向き、ボリビア側と異例の交渉を行い、結果としてプロジェクト存続につなげたときのエピソードを次にお伝えします。

2 ｜ プロジェクト中断の危機となった出来事

　それは日本が技術協力を開始し、当初にボリビア政府が日本側に約束していた年間 15 万ドルの日本病院への財政支援が行われず、一方では病院収入の使途もあいまいなところが多く、結果として職員給料が数か月にわたり支払われず、病院職員によるストライキが頻繁に行われているという状況の中での調査視察でした。調査団は当初から財務調査を行い、その調査結果から病院財政悪化の主たる原因はボリビア側の 15 万ドルの財政支援の不履行であり、加えて病院財政の監督不備であることがすぐに判明しました。そこで団長の私としては、約束不履行のままではもはや技術協力の継続はできないということを、はっきりとボリビアに伝える必要性を強く感じました。年間 15 万ドルの財政支援の滞りと病院収入の管理不備のため、看護職員など多くの職員に対して給料が支払われないためにストライキが繰り返されていたという状況でした。

　日本側の調査事実にもとづく強い抗議に対して、ボリビア側の大臣からは心からの謝罪が表明され、改めて約束にもとづき技術協力を続けて欲しいとの要望が出されました。そこでボリビアの地方分権化政策を進める中央政府と、サンタクルス市の財政支出における責任分担をより明確にすべ

く、日本側が同席し正式な調印を行う会議がサンタクルスで行われることとなりました。

　ボリビア側はその日午後3時に人材保健大臣と財務大臣、その他2名の関係大臣を含めて急遽特別機でラパスからサンタクルスを訪れ、夕方から会議を始めることが決まりました。その会議には当然のことながらサンタクルス市側からは市長、サンタクルス労働組合委員長、コルデクルス（サンタクルスの石油公社）代表、それにサンタクルス総合病院長の4人が出席し、話し合いの結果に8名全員がサインする必要がありました。我々はその会議に出席し、いわば証人としてボリビアの中央政府とサンタクルス市とでなされる財政支援の責任分担の再確認を見守る必要があり、結果次第では技術協力の中断という重大な決意を持って会議に出席すべく、私が滞在していたホテルの部屋で、日本人関係者はボリビア側からの連絡を待っていました。当日は堅山大使とJICAボリビア事務所長が別の公用でどうしても出席できず、日本側の判断のすべてが私に任されていました。

　しかし当日、サンタクルス市長（ビール会社の社長）の行方がわからず会議は夕方になっても開かれないまま、ボリビア側が彼の行方探しに行くなど、時は経つばかりでした。ようやく午後11時近くになってボリビア側から市長が開催中のカーニバルで見つかり、これから会議が開かれるとの連絡が入りました。そこで我々3人（私と日本側の三好チームリーダーと通訳の磯さん）を含む日本側関係者は共に、会議に予定されていたホテルに0時近くになって入ったのです。すると、ボリビア側の日本側との交渉の最高責任者であるテオドヴィッチ人材保健大臣が明かりを少し落した入口のロビーで、ただ一人私たちを待ち受けてくれていました。そしてちょうど午前0時よりボリビア側の会議は始められました。

　会議の冒頭、日本側の意見が求められたので「日本としてはこれまでの10年間にいろいろ努力をしながらサンタクルス総合病院において、友人であるボリビアのサンタクルスの住民の健康管理のために役立つ医療技術協力を続けてきた。我々は常にボリビアとの約束ごとは守ってきている。しかるに今回、私を団長とする日本政府の調査団が日本の医療技術協力の

実態を調べて目にしたものは、診療どころか患者を放ったままストライキをしている職員たちの姿であり、私は大変驚き、遺憾に思っている。その原因が、日本にボリビア側が約束した日本病院への財政支援を履行してこなかったことによるのであれば、このままだと我々としては今後の技術協力を中断するという重い決断をする必要がある。このことは日本政府を代表してお伝えしたい。今からでもボリビア側の誠意ある対応を期待している」との内容の発言をしたように記憶しています。それに対し、出席したボリビア側代表からは日本の技術協力に対する感謝の言葉が次々と述べられ、その後、粛々と会議は進められていきました。

　会議は時折意見の相違で激しく紛糾することもありましたが午前3時まで続き、ようやく、ボリビア側が我々に当初約束していた年間15万ドルの病院運営の財政支援が過去の未払い分まで含めて直ちに支払われることが確認されました。その結果、翌日からストライキは中止され、診療が再開されたことは言うまでもありません。結果を会議終了直後に竪山大使に報告した際、深夜にも関わらず対応され大変喜ばれたことをはっきりと覚えています。

　これによりサンタクルス総合病院の技術協力はその後も継続されることとなり、その後、さらなるサンタクルス市の公衆衛生技術協力へとつながっていきました。振り返ってみると、これは技術協力の対象項目に「病院管理体制支援」という一項が当初から含まれており、それを理由に病院の財務管理状況を我々がしっかり調査・把握できていたことの結果であり、このことはその後いろいろなプロジェクトに取り組む際に役立つ教訓となりました。我々調査団が帰国する際、ダブデュー先生は私的に奥さんと我々を見送りに来てくれていたことにもわけがありました。それは、日本病院にとって歴史的といえる会議を終え、帰国前の我々が竪山大使とともにラパスの保健省を表敬訪問し、テオドヴィッチ大臣以下に対しボリビア側の協力に感謝の意を伝え、今後の日本病院の院長には能力・人物ともに優れたダブデュー先生が相応しいということを率直に伝えたところ、大臣はその場でその提案を快く受け入れ、そのことが彼にすでに知らされていたか

らでした。また、その歴史的な会合が終わって会議室を出てきた我々を心配顔で迎えてくれた仲間たちの中に、当時医師の労働組合の委員長で、エボ・モラレス現大統領政権下で保健省次官など要職を務めた小児科医のノガレス先生がいたことも強く印象に残っています。

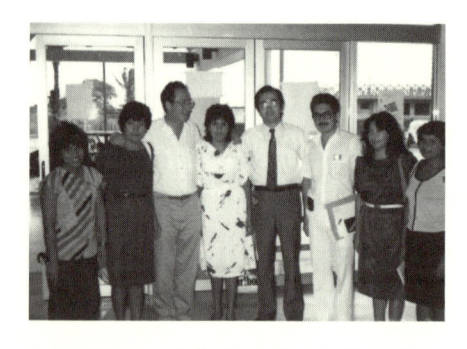

▲フォアニーニ先生（左から3人目）、2代目病院長のバカディエス先生（右から3人目）、筆者（右から4人目）と看護師ら

　このようなことは、技術協力を進めて行く上では決して希のことではありませんが、そのとき、試練を乗り越えられたのは両国の仲間たちが常に団結して勇気を持って立ち向かった結果であり、それ故にボリビアの仲間たちとの友情を深めつつ続けてこられたのであると私は信じています。

サンタクルス総合病院プロジェクト

仲佐　保

1 ｜ プロジェクトの立ち上げ

　最初にサンタクルス総合病院（以下「日本病院」）の調査で2か月間派遣されたのは、1987年の2月でした。1986年10月、国立病院医療センターに現在の国立国際医療研究センターの国際医療協力局の前身である国際医療協力部ができ、他の5人のメンバーとともに、厚生省（当時）の組織として国際協力を専門に実施する部門ができ、その一員として働き、3か月がたったときでした。まだ、どこにも派遣された経験がない中で、派遣されたのが英語の通じない南米の国、ボリビア。2か月間、通訳（日本語からスペイン語）を介しての調査活動を行いました。その後、8月に技術協力の事前調査団、11月に最終的な調査団が派遣され、1987年度から最初のサンタクルス総合病院プロジェクトが開始されました。私はその最初の専門家として、外科指導を目的に派遣されました。当時の我妻国際医療協力部長と古田課長が国立病院医療センターの最初のプロジェクトとして、1987年中に開始しなければならないと考え、私を12月中に派遣ということになり、12月19日に現地に着くこととなりました。当時、2歳の長女と3か月の長男を連れての赴任であり、不安も大きかったですが、何とかなるとの思いで現地に赴いたことを覚えています。当時、サンタクルスにJICAの事務所がありましたが、技術協力としては、畜産のプロジェクトと保健のプロジェクトがあるだけで、事務所の移住関係の職員たちも苦労して活動を支えてくれました。スペイン語に関しては2週間の語学研修があっただけで、当然できるはずもなく、日本人の星野さんという通

訳さんに 3 か月間ついていただき、仕事を進めていきました。

　最初の仕事は、何と言っても事務所を確保することでした。JICA との協定では事務所を提供するという約束でしたが、事務所を手に入れるまでには 2 か月かかり、次に行ったのが、現地でプロジェクトを実施するための現地スタッフを雇うことでした。様々な伝手(つて)や移住地の人々の話を聞いたりして、その後のプロジェクトの大きな助けとなる 2 人の女性を雇うこととなりました。一人は、明美さんです。まだ 20 代の前半と若いながらも、とても優秀であり、その後も日本から来る短期専門家にとっては欠かせない存在でした。プロジェクトでは 2 年お世話になりましたが、その後、ドイツの大学院へ行き、そこで会った日本人の方と結婚され、現在、東京で元気に過ごしています。もう一人がマリアです。10 代であり、大学も出ていませんでしたが、仕事のセンスがあり、その後も継続するプロジェクトの現地スタッフとして大きな貢献をし、現在では日本病院院長の秘書として、重要な役目を果たしています。最近、国際医療研究センターから派遣されたレジデント（研修医）も大いにお世話になっています。

　このような中、1 月には菅原婦長さん、3 月にはリーダーの伊勢先生、調整員の磯さんと次第に専門家も揃い、プロジェクトの具体的な業務が進むこととなりました。

2｜専門家として行ったこと

　ボリビアにおける病院協力である本プロジェクトでは、外科指導の専門家として 3 年間活動したわけです。国立病院医療センター（現国立国際医療研究センター）からは、外科、泌尿器科、麻酔科、耳鼻咽喉科、脳外科などの数多くの医長の先生に来ていただきました。麻酔科の柳下先生、泌尿器科の藤田先生、耳鼻咽喉科の鳥山先生、脳外科の近藤先生には、1 か月を超える期間、サンタクルスで指導をしていただき、これはその後のサンタクルスの医療へ多くの貢献をしたと考えられます。外科では、フォアニーニ外科部長、そのあとのグチエレス外科部長にはお世話になり、彼

らと行った若手のための外科のマニュアルの作成などは、その後の日本病院の基礎となるものでした。また、そこで確認したのは、病院管理、保健行政の大事さです。技術的な指導として、外科の手術を教えたり、診療マニュアルを作ったりしていましたが、一番の問題は、病院経営でした。

　一度、こんなことがありました。救急外来でボリビア人医師と12歳の患者をみていて、右下腹痛で、熱も高く、血液検査の白血球も高く、急性虫垂炎の疑いで、間違いなく手術であると思い、手術をしようと言ったのですが、ボリビア人医師はとりあえず処方箋を取り出し、それにいろいろ書いて患者のお母さんに渡したのです。するとお母さんは、出て行ったきり、帰ってこないのです。どうしたのかなと待ちますが、3時間しても来ない。子どもはお腹を痛がっています。処方箋には何を書いたのだと聞いてみると、注射器、静脈麻酔薬ケタミン20cc、ガーゼ3袋、点滴のハルトマン液2,000cc、絆創膏1巻など、手術に必要な薬剤から、医療資材すべてがその処方箋に記されていたのです。すなわち、病院からは、それらを提供していないということです。結局、すべての薬や資材が揃ったのは、翌日の朝で、ようやく急性虫垂炎の手術をすることができました。

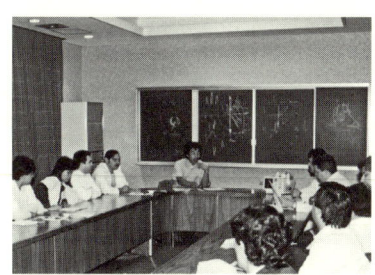

▲専門家活動（ボリビアの医師・看護師への講義）

　これは、何を意味するのでしょう。通常、日本では、手術をしようとしたら、看護師さんにその旨を告げ、手術室、麻酔科に連絡すれば、すぐ手術を始めることができます。誰も、点滴や絆創膏のことなど考える必要はありません。しかし、開発途上国では、お金がないために治療を受けられないということが常識なのかもしれません。一人の人間に対して、適切かつ適宜に手術をするためには、それに関係するシステムが、病院内また病院外にも整備されている必要があります。救急薬の整備や輸血システムの

整備、衛生材料の供給などです。また日本では普通に思われている医療保険（国民保険）の制度もないことが普通です。大きなハンディキャップがあるのです。外科の技術を教えに来ましたが、教える技術が使われるためには、その環境が整っていなければならなく、また、日本で覚えた技術は、「モノ」がふんだんにある日本でしか通用しないものであることを痛感したのです。そのため、外科専門家で派遣されたにも関わらず、3年の任期の後半は、「病院の理念はなんであるか」「病院の収入を上げるためにはどうしていくか」という「病院管理の分野」の強化に目を向けるようになりました。

　最後に。
　当初1年間の派遣予定が、その後2回の更新で結局3年間過ごすこととなりました。ここでの協力を皮切りに、その後、私は国際協力の道を進むことになりますが、最初の長期に赴任したボリビアでの経験が、その後のすべてのもととなっています。また、ボリビア人の優しさ、何でも許してくれる姿勢、稚拙なスペイン語を何とか理解してくれたことに感謝しています。

手術室、ICU における
医療技術移転活動

柳下　芳寛

1 ｜ はじめに

　ボリビア・サンタクルス総合病院（通称サンタクルス日本病院）における私の担当した医療技術援助は、手術室の管理運営と手術患者の麻酔管理、ICU 運営と重症患者管理に関するものでした。指導期間は、1989 年 2 月 13 日から 4 月 16 日までの 2 か月、1990 年 12 月から 2 か月、1992 年 9 月から 1 か月、1997 年 11 月には 2 週間で、この間にも 1995 年に 1 週間ほどその後の状況を視察に行きました。国際協力部ではなく、病院部の臨床医師としては年単位の長期出向は困難であり、月単位の短期間の技術援助を繰り返す方法がとられました。

　私が国立国際医療研究センターの病院部からの医療技術援助短期専門家の第一号として派遣されたときは、サンタクルス総合病院には、国立国際医療研究センターの国際協力部から病院管理運営に関する技術支援のチームが派遣され、チームリーダーとして仲佐保医師、菅原能子看護師長、JICA から磯東一郎調整官が出向し、そのほかに青年海外協力隊員の看護師さんが 4 名、放射線技師が 1 名、機材のメンテナンスの技術員が 1 名活動をしていました。その他にもボリビア全土では医療関係の青年海外協力隊員がかなりの数で活動していました。

　1989 年 2 月に国立国際医療研究センターの国際医療協力局の古田直樹局長ならびに厚生労働省の後藤氏らとともに、メキシコ経由でボリビアの

ラパス国際空港（標高約 4,000m、世界最高標高）に着きました。飛行機から降り、真っ青な空と 4,000m の高地に感動しながら空港ビルまでの間を歩いていると、わずかな階段で足が上がらず、つまずいてしまいました。目の奥でチカチカと星が飛び、息苦しさもあって、慌てて深呼吸を繰り返しましたがふらつきは変わらず、特効薬とのコカ茶でも頭痛と息苦しさはなかなかとれませんでした。翌日も頭痛は変わらず、ゆっくりゆっくり歩かなければ息苦しく、肺に十分空気が入ってこない感じで、ラパスにいる間はこの状況が続きました。

2 ｜サンタクルス総合病院

　技術指導活動をするサンタクルスは標高 400m 程度の平地でしたので、ラパスでの苦しい思いに悩まされることはありませんでした。ボリビア第2の都市、サンタクルスは年中温暖で緑が豊かなきれいな町で、中心部を取り囲むように環状道路がつくられ、放射状に道路が伸びていました。サンタクルス総合病院は赤レンガのきれいな病院で、病院内はどこもきれいに管理され、病院の医師をはじめ、看護師やスタッフは皆陽気で開放的な性格で我々を歓迎してくれました。手術室は新しく、麻酔器、手術器具、モニター類までほとんどが日本製の真新しいものばかりで、診療材料や医療機器はある程度整備されていましたが書籍類は乏しく、各科の専門書、看護雑誌などは少しずつ専門家が派遣されたときに揃えていきました。外科、整形外科、脳外科系の部長クラスの裕福な医師は、専門誌も比較的手に入れており外国（主にブラジル、アメリカ、欧州）で開かれている学会にも出席しているようでした。

3 ｜技術援助と講義

　麻酔科医はボリビア全土で 150 名、サンタクルスに 65 名いました。麻酔方法はガス麻酔が主流でしたが、手術前に主治医が麻酔薬や輸液、抗生

剤などの処方箋を書き、患者の家族が病院外にある薬局で購入するというシステムになっており、安い麻酔薬には期待する効果がでない薬品もありました。また貧しくて購入できずに手術が延期されることもありました。ボリビアの麻酔科医、集中治療医もブラジル、アメリカ、フランス、ドイツなどへ研修に出ていましたが、実際の研修がどのような内容であったのか、見学だけであったのか、実際に指導を受けたのか、患者を受け持っていたのかなどははっきりしませんでした。本人たちは実際に手術の麻酔を担当したと言っていましたが、細かいことや基礎的なことは十分には理解できていない様子で、見学だけだったのかもしれません。しかし、8人の麻酔科の医師は皆とても器用でいわゆる職人さんのように、脊髄麻酔や硬膜外麻酔、気管挿管などは問題なく上手でした。麻酔表も記載していましたが、手術が始まり麻酔が安定すると床に座りこんで新聞を読んだり雑談をしたりしているのに、手術が終わりになると一気に麻酔表ができあがってしまいます。麻酔表の記載や麻酔台帳の作成、麻酔統計などの作成にはあまり積極的ではありませんでした。毎日手術室に入り麻酔開始から終了まで気づいた点を指導し、いろいろなことを口が酸っぱくなるほど言いましたが、皆嫌がらず、ときにはカマチョ麻酔科医長やケサーダ麻酔科医師から「ヤジシタ、まあまあ、そんなに怒るな」（ヤギシタは言いにくいらしくヤジシタとなっていた）となだめられたりしながら、とても陽気に麻酔だけにとどまらず、いろんなこと（？）を質問してくれました。その当時は、手術室内では自分の靴の上から「ボタ」と呼ばれる大きな靴下のような袋をはいていました

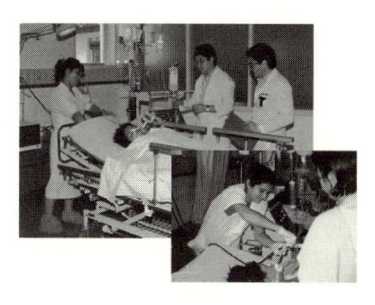

▲麻酔技術の指導の様子

が、なかなか清潔区域とそうでない所との区別をきちんとしてくれませんでした（これは今では日本でも靴を履き替えないで手術室内に入るようになっています）。

麻酔科医や ICU 医師、外科医師を対象にしたレクチャーも行いましたが、午後あるいは夕方からの自分の個人病院の診察が終わってからになり、皆が集まる午後 8 時から 10 時までの 2 時間はとても大変でした。講義の準備は調整員の磯氏と青年海外協力隊員の看護師さんたち（一人は磯氏の奥様）が手伝ってくれました。出席者には出席受講証明書を発行しましたが、週に 2〜3 回ずつ行いましたので、準備も大変ですし、講義の前には通訳をしてくれた日系 2 世の仁田原先生との打ち合わせにも時間を取りました。医師への講義回数は 20 回ぐらいになったでしょうか、看護師さんからも要望があり、患者管理や薬剤の使い方などを都合 5 回ぐらい行いましたが皆非常に熱心でいつも多数の出席者で一杯でした。手術室では外科系の医師とも仲良くなり、とくに外科部長グチエレス先生や整形外科医長ロハス先生（この 2 人はとくに裕福で大きな牧場主でした）は麻酔科医や手術室看護師を自分の別荘（巨大な牧場）に招待してくれ、バーベキューで歓待してくれました。

　ICU は 8 床だったと思いますが、医師も看護師も皆非常に熱心でよく頑張っていました。毎朝回診も行われていましたが、日本のように皆保険制度がありませんので、やはりここでも薬剤は家族が購入してくるシステムでした。人工呼吸器の扱いや呼吸管理、循環管理について講義と実技を指導しました。ICU にも 2 名の看護師（青年海外協力隊員）が勤務しており彼女たちがよく頑張って現地の看護師を指導していましたし、私の技術指導や講義の準備、通訳などとてもよくやってくれました。彼女たちの手助けがなければ、十分な成果をあげることはできなかったと思います。

　2 か月間の短期派遣の 2 回では十分な技術移転ができたとは言えませんでしたが、国立国際医療研究センターからは第 1 号の私に続き、麻酔科、外科、耳鼻科、泌尿器科、小児科、内科、放射線科、検査科など多くの各科専門医や看護管理専門家が技術援助に派遣されました。また、1997 年には 2 週間の日程で外科、整形外科、内科、脳外科、耳鼻科、放射線科からなる一大教育講義部隊が派遣され、それぞれの救急を含めた集中教育講義が開催されました。サンタクルス総合病院からは、耳鼻科、麻酔科、

ICU、脳外科、外科など各科の医師や看護師がカウンターパートとして研修に来日しています。

4 ｜ シンガニ（SAN PEDDRO）

　サンタクルスは海に面していないため魚を食べる機会が少なく肉中心の食事でしたが、サンタクルスには日本からの移住地サンファンという町もあり、沖縄、熊本、長崎そのほか日系の方々がたくさんおられました。サンタクルス市内にも日本食を食べられる《長崎》、《みちくさ》、《よりみち》などたくさんの食堂があり、納豆もすしもカレーもありました。日本酒もありましたがボリビアではなんといっても《シンガニ》とよばれるブドウの焼酎（葡萄酒？）が一番でした。レモンを少し絞って入れるととても美味しい酒です。バーベキューが頻繁に開催され、固めですがとても美味しい肉を食べてビールを飲んで（ビールはコップに半分しか注がない、ビールが温まるからか？）、シンガニも飲んで、豚は丸焼きを、アルマジロの丸焼き、コブ牛のコブの部分や腎臓もまた美味しいものでした。

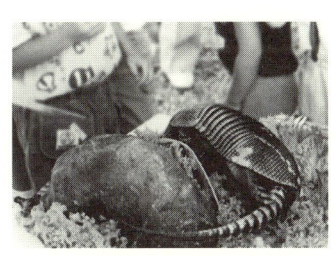

▲アルマジロ（キルキンチョ）の丸焼き

5 ｜ 終わりに

　これまでの医療技術援助の期間が終了しても、病院全体の職員の努力により、救急を含めた診療機能の充実とともに、教育システムもしっかりできあがり、サンタクルスのみでなくボリビアにおける、救急を含めた医療、教育の中心的施設として発展していると聞いています。今後ますます発展し、サンタクルスの医療、教育の中心として発展されることを祈念しております。

看護管理分野の担当として
派遣を受けて

菅原　能子

1 ｜ サンタクルス総合病院との関わりの始まり

　私が初めてサンタクルス総合病院（通称日本病院）を訪ねたのは、1987年でした。広い敷地には日本政府の無償援助により建設された病院があり、眩いばかりに白かったのが今でも目に浮かびます。建物の正面には緑がなく人影もない。ただ閑散としていて、まるで景色が静止しているかのような印象でした。そのとき、私はボリビアの隣国、ペルーの首都リマ市で日系人協会が運営するクリニックの看護管理を担当する専門家として派遣されていて、まもなく2年間の活動を終える時期でした。
　当時の所属病院（現国立国際医療研究センター）が、ボリビアにおいて総合病院医療プロジェクトを展開するにあたり、現地を直接知る人が1人でも多い方がよいとの考えによる出張だったと思います。そして、ペルーからの帰国後、私はこのプロジェクトの派遣要員として指名を受け準備に入りました。

2 ｜ プロジェクトの活動開始

　ボリビアと日本の二国間国際協定によりプロジェクトは開始されましたが、日本人専門家の受け入れ準備は全くできていない……というより、準

備責任を感じているか否か
の状況下で着任しました。
専門家の事務室がない。も
ちろん、机も椅子も電話も
ない。病院は決して小さな
建物ではないにも関わら
ず、専門家らがいる場所が
ありませんでした。先着し
ていた仲佐先生とともに現
地で始めた業務（？）は、

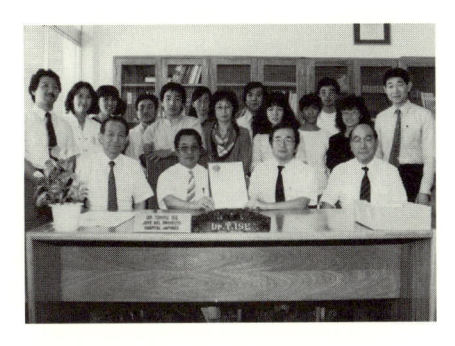

▲ 1988年計画打ち合わせ調査団（調査団、専門家チーム、青年海外協力隊）

第一に事務所の確保でした。物静かで柔和な院長がプロジェクト事務所予定と言う場所には、病院職員がいて空スペースではありません。院長は彼らを他の場所へ移すつもりだと言いますが、彼らはそこを明け渡す気はないらしい。院長の強い実行力が期待できない中で、「平和的、友好的に他の場所へ移ってもらう」ことは、なかなか大変なことでした。しかし、根気よく院長との面談を重ね、日本人専門家の事務所開きをして病院職員らにプロジェクトの存在を知らせたいと迫ったのが効果を生んだのかどうか、それとも2人の院長室訪問に辟易したのかは定かでありませんが、その後無事、友好的に事務所を開設するに至りました。

このプロセスはその後の技術協力に結構役立ったのかもしれません。

3 ｜オルモス看護部長との日々

　事務所に事務機などが揃い始め、いよいよ看護管理業務を手がける段階に入りました。カウンターパートであるオルモス看護部長は、ボリビアの国公立病院の看護部長選考規定により、学歴、学位、職歴などで他を退けて初代の看護部長になった方でした。清楚な白衣に髪は乱れることのないショートカット、化粧することを嫌い、爪は極端に短く切り込んだラテン社会では異色とも言える超堅物の女性でした。背筋をまっすぐにして、微

笑むこともなく看護部長の机に向かっている彼女に不足なものは、唯一親近感だけでした。看護部長室には他に3人のスーパーバイザーがいて、副看護部長の役割を担い、夜勤帯での看護部長室の業務にあたっていました。
　通常行われていたのは、各看護単位の勤務表チェック、勤務者の出勤確認、看護単位への訪問、業務報告書の集計が主で、他に会議への出席や業務評価などがありました。オルモス看護部長と毎日病棟や外来に足を向けながら、機械的とも形式的とも見受けられるこの訪問は彼女にとって単に決められた業務の実施であって、訪問そのものが目的なのではなかろうかと思うようになっていきました。看護師らと言葉を交わすこともほとんどなく、患者や家族と触れ合うこともめったにありません。そこで、看護サービスの改善と訪問の目的をテーマにした意見交換を試みたところ、聡明な彼女はその目的と重要性を言葉ではすぐに理解してくれましたが、相変わらず単に訪問するだけに見受けられる日々が続きました。そんな中、ある日の訪問中、唐突に突飛なアイデアが浮かびました。看護部長が綺麗にお化粧してにこやかに若い看護師らに接近したらどうなるかしら？　看護師らはどのように反応するかしら？　看護部長との距離感は変わるかしら？　さっそく彼女にこの思いつきを話してみましたが、看護部長と看護スタッフ間には距離があって当然で、それも差が大きい方がいいと思っているらしい彼女を変えることはなかなか困難でした。しかし、私には事務所開設に至った貴重な経験があり、一生懸命さは通じるものと信じて折に触れ彼女に話しかけ続けました。するとついに、彼女がお化粧をする日がやって来たのです。チャーミングになった看護部長と一緒に定例の訪問に出ると、何人かの看護師らがまず驚き、次に近づいて来て嬉しそうに「きれいです！」と言ってくれたのです。彼女も微笑を返してくれました。後で知ったことですが、完璧がお好きな彼女は美容のプロにアドバイスをもらいながら、ひそかに白衣にマッチするお化粧の練習をしていたのだといいます。
　何だかとても嬉しくなって、技術協力とは全く関連しないことにも関わらず、達成感のようなものを感じていました。

4 ｜ 技術協力面からの思い

　プロジェクト開始時の病院は、来院患者数の伸び悩みと運営資金不足で存続の危機に直面していたといっても過言ではありません。相手にも我々にも技術協力云々以前に、病院が閉鎖に陥らないためには何ができるかがすべてでした。閑古鳥が鳴くような外来と空きベッドだらけの病棟を目の当たりにして、運営管理の改善が一瞬たりとも待てないように感じました。来院者が少ないのは地域住民らにとって、立派で眩い外観の病院は、寄り付き難く親しめない場所であったためのようでした。看護部のメンバーは来院患者および家族へ語りかけるために、健康教育などの手作りポスターを用意して外来ロビーへと出ました。地域の人々に気軽に入ってきてもらえる場になるためには、頻繁な直接の触れ合いが、住民と病院双方にとって大切であるとの思いに至ったからです。その後この手法は各看護単位におけるスタッフ教育の実施に応用されました。

　２年の派遣期間を費やして私に何ができたのだろうかと振り返るとき、スタート時の病院存続の危機を抜け出すプロセスに関わった日々が、その後の活動の進展に、ほんの少しはお役に立つことができたのかもしれないと思います。

5 ｜ 老夫婦のお人形

　サンタクルス市での生活が２年目に入ったある休日、中心街へショッピングに出かけました。買い物をすませブラブラと歩いていると、ある店先のウインドウに種々の雑貨と一緒におばあさんのお人形がポツンと置かれていました。「何て可愛い！　おばあさんのお人形はとっても珍しい！」と一目ぼれ。店の中へ入って値段を聞くと、手持ちでは足りないので予約をして次の週に引き取りにいきました。すると、店主が「実はこのおばあさんには夫がいる」と言って、おじいさんの人形を店の奥から持ってきたのです。「あなたがおばあさんだけを連れて行くと、おじいさんは淋しく

なる。とてもかわいそう」と言います。結局私は2人（？）を買って帰ることになりました。

　そして、ソンおじいさんとケイおばあさんと名付けました。ソンケイ老夫妻です。

　あの日からすでに25年余りの年月が過ぎて行きましたが、私だけが年齢を重ね、彼らはあのときのままで、いつも私のすぐ側の椅子に座りながらボリビアで過ごした日々を思い出させてくれています。

　私の記憶の中のサンタクルス市は、もうすっかり様変わりしているに違いないでしょう。

日本病院における
病院管理分野の技術協力

磯　東一郎

　1988年から2006年の間で延べ10年にわたりボリビア・サンタクルスにおけるJICAの国際協力に携わってきました。その業務の中心であった、日本政府が無償供与した日本病院（元サンタクルス総合病院）での病院管理分野の技術協力について記したいと思います。

1 ｜ 病院管理分野の技術協力が含められた病院プロジェクト

　サンタクルス総合病院プロジェクトがJICAの協力の中で特出していた点は、技術協力に病院管理を含めたことです。当時は病院に限らず管理分野の技術協力は内政干渉につながりかねないという懸念があったようですが、42億円もの資金をかけ無償供与した病院の運営がうまくいかないという理由から立ち上げられた技術協力プロジェクトですから、管理分野の協力抜きには成り立たないわけです。患者が少ない外来は閑散とし、病床利用率も60％を割り、さらに財政状態の悪化により診療用の絆創膏、注射器などの消耗物品の供給も滞り、その上職員への手当の遅配は3か月分にも膨らみ、まさに病院は瀕死の状態でした。

　この病院管理分野の協力は1987年12月から1992年11月まで実施されたサンタクルス総合病院プロジェクトに続き、1994年12月から1999年12月まで実施されたサンタクルス医療供給システムプロジェクトにおいても継続されました。その結果、経営は大きく改善され、今日の

運営管理の基盤が整備されたわけです。残念ながら、その運営体制はまだ盤石とは言えません。とくに人に起因する問題が多く、政治的な病院幹部の交代は病院の経営状態を大きく左右します。しかしながら、病歴、財務、物品、人事などが適切に管理される体制が整備され、病院の運営管理に必要不可欠な情報がリアルタイムに入手できる体制が現在も保持されていることは、やはり意義のある協力が実施されたと考えます。

2 ｜ 運営管理情報整備の重要性

　病院管理の向上は、技術よりむしろ体制の強化が求められます。管理に携わる部門や職員が有機的に連携しあい病院運営を支えているため、その強化には組織全体のボトムアップが要求されます。その体制が良好かどうかを示すのが、組織の血液のような各部門からの情報です。サンタクルス総合病院プロジェクトにおける日本病院の管理運営の問題は、経営改善を検討できるような情報がなかったことで、これは他の病院も同じ状況でした。

　当時国内支援機関であった厚生省国立病院管理研究所（現厚生労働省国立保健医療科学院）から派遣された事前調査団員や専門家からも運営管理指標となるデータの未整備が指摘され、運営管理の情報整備が急務でした。そのため現在私が勤務している社会医療法人雪の聖母会聖マリア病院より、運営改善のための経営分析専門家や情報管理専門家が派遣されました。それら病院専門家の指導の下、病歴管理、患者統計、財務管理、人事管理、看護部などの担当者に対し、日本人専門家チームが一丸となって日々経営指標となるデータの重要性を個々に指導しながら、運営管理情報の質の向上に奮闘したことを今でも鮮明に覚えています。その努力により基本的な体制が整備され、病院の事務長はもちろん、院長をはじめ診療部門の幹部も情報を理解し、運営に活用する者も育ちました。一例ですが、診療実績のデータは、各科別の診療実績に加え、医師毎の実績も毎月出されるようになりました。そのデータを利用し、診療実績の高い医師は優良職員

として病院の開院記念日に表彰を行うなど職員の意欲の向上にも努める一方、診療数の少ない医師には副院長が面談を行いその改善を促しました。それが刺激となり産婦人科で最も外来診療数が少なかった医師が、翌年にはトップの診療実績をあげ表彰を受けるという出来事もありました。

3 │ ボリビア初となる財務管理システムの導入

　病院管理の技術協力は、1994年12月から実施されたサンタクルス医療供給システムプロジェクトにおいても継続されました。ボリビア政府の大衆参加法と地方分権法により1995年に国立病院の管轄が国からサンタクルス市へ移管され、病院運営管理面に大幅な変化がありました。その中で同プロジェクトは、日本病院を中心にサンタクルス市の医療システムの改善を図ろうとするものでした。病院管理分野では市立病院の財務管理モデルとなるコンピュータシステムネットワークによる財務管理システムの導入が課題でした。財務管理システムは、当時市立病院を統括していたサンタクルス市保健局長の決定により、WHO/The Pan American Health Organization（PAHO）ボリビア事務所から無償供与される病院財務管理システム（SIAF）を導入することになりました。

　SIAFはスペインに本部を置く国際NGO団体が、ボリビアの地方病院の財務管理システムとして作製しPAHOに供与したものです。ところが実際に使用されている病院は30床ほどの小規模な医療施設で、入院患者の会計システムもなく、日本病院で使用できるシステムではありませんでした。そこでJICAの予算で同システムを作製したシステムエンジニアと契約し、システムの修正を計画しました。しかしシステム導入には予想をはるかに超える大幅変更や新規プログラムの追加が必要となったため、契約したシステムエンジニア任せでなく、プロジェクトの専門家はもちろん、病院で同システムに関わる部門の職員すべてによる総力戦となりました。新たなシステムとしての稼働状況の検証も必要となり、聖マリア病院から派遣された財務管理専門家がその任にあたっています。

1998年6月の導入から半年ほど誤作動が続き、とくに患者会計の不具合では夜中や休日の呼び出しは日常茶飯事でした。また患者会計職員が故意に誤作動を引き起こさせ会計窓口のお金をごまかす事件も発生し、その原因究明に追われるなど、システムの稼働が安定するまでには半年以上の期間を要しました。その後も修正を加えながらSIAF日本病院バージョンは、WHO/PAHOのオリジナルとは大きく様変わりし、1999年9月に導入が完了しました。

　オリジナルの経理、予算管理、会計、物品管理、人事管理、資産台帳、薬局会計の7つのモジュールを大幅に修正し、さらに患者登録システム、入院会計、未収金管理などの6つのモジュールを追加し、さらにそれらをネットワークシステムとして稼働させ、20台以上のコンピュータを接続しての稼働となりました。このシステムの導入により、財務データのリアルタイムな入手が可能になり財務管理や物品管理が向上しただけでなく、入院・外来患者会計に要した時間を大幅に短縮し、貧困患者の支援としての診療費割引査定の状況も財務的に明確になった他、病歴検索も可能になりました。総合病院レベルでコンピュータシステムネットワークにより財務管理体制が整備されたのは、ボリビアの公的病院では日本病院が初めてのことでした。

4 ｜ この協力の意義と醍醐味

　この協力の目的は、財務管理向上のためのコンピュータシステムの導入でした。しかしその意義は、システムを導入したことではなく、病院職員が主導となりシステムのデザインからシステム開発の全工程に携わり、そのプロセスを習得したことでしょう。本来、技術協力の最終目標は技術を教えることだけではなく、自ら新しい技術を学ぼうとする意識を育てることだと思っています。意識改革なしには自立発展は望めません。その意識改革には、カウンターパートがドナーと共通認識を持つことが条件となります。専門家の活動は、通常専門家の視点で必要な技術を相手に指導する

ことから始まります。しかし専門家の考える必要性とカウンターパートの考えは得てして異なります。認識に乖離があるのであれば、後は彼らとの認識のギャップをいかに埋められるかが勝負となります。システム導入にあたり幸いだったことは、市販のシステムを導入できなかったことでしょう。もし市販のシステムであれば導入も簡単であったと思いますが、それでは業者任せになり、彼らの意識は育たず、導入はできたとしてもそれ以上の発展は望めなかったと思います。

　今回のシステム導入はJICAプロジェクトの主導で始まりましたが、導入前のシステムデザインの検討から導入後の問題への対処などについて彼らと議論を重ねる中で、日本病院に適したシステムを自らの力で導入しようとする強い意識が彼らに芽生えたことを感じました。

　誤作動が続き、市保健局への財務報告の提出が遅れていたことを憂慮した当時の病院長から、システム導入を中止し、元の単体のパソコンでの作業に戻すことへの検討を迫られたこともありました。そのとき、導入継続を強く主張したのは、現場の病院職員でした。あの時点で彼ら主導のシステム導入になったと実感しました。病院職員が財務管理上の問題点を分析し、その結果をシステムデザインに反映させ、さらに病院のシステムエンジニアがシステム作製の一員となって導入作業を行ったことで、プロセス全体を学び、システム導入に対する必要性の認識を彼らに醸成したのです。その意味からSIAF日本病院バージョンは職員が作製した病院独自のシステムといっても過言ではありません。システム設置後も業者に頼らず病院職員が自らメンテナンスを行い、必要により修正を加えることができたのも、その作製に携わった実力の証でしょう。導入完了を宣言した1999年9月30日は、システム導入の意義を噛みしめながら、国際協力の醍醐味を心から感じた瞬間でした。

5 ｜ 現在も健在な病院管理システム

　プロジェクトが終了した翌年の2000年には、ボリビアにおいて初めて

病院機能評価が実施され、その最優秀賞を受賞したのが日本病院でした。管理体制も評価の対象となっており、このシステムが高く評価されたそうです。

この SIAF 日本病院バージョンは、PAHO/WHO ボリビア事務所の供与条件に則り、1999 年 11 月に PAHO/WHO ボリビア事務所とオリジナルバージョンを作製した国際 NGO 団体 MEDICUS MUNDO に対し日本病院より供与されました。

その後、SIAF 日本病院バージョンは、MUDICU MUNDI が Windows 用にバージョンアップし、さらに病歴管理・統計管理のモジュールを新たに加え、2003 年にボリビア保健省の認定システムとして同 NGO がボリビア全土の主要病院に設置しています。その導入においても、日本病院は SIAF バージョンアップ版導入のモデル病院となっています。

6 │ 今後の期待

JICA の無償協力と技術協力により、日本病院に対し多額の資金と多くの人材が投入されました。それに応えるようにボリビア側も莫大な投入を行っています。日本病院の年間運営経費の推移をみると 1990 年の約 2 億 1 千万円に

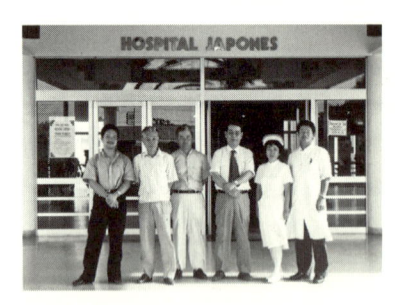

▲日本病院前にて当時のスタッフと

対し、2000 年には 4 億 5 千万円に、そして 2011 年には 10 億 4 千万円と増額しており、この 27 年間に JICA をはるかに凌ぐ投入を行っています。その投入からも日本病院がボリビアの拠点病院として、必要不可欠な存在となっていることが明らかです。そして、この JICA の協力において何より大きな収穫は、育成された人材と彼らとの信頼関係です。この人材は技術協力による最大の財産であると思っています。その人材と信頼関係を生かしたボリビアへの協力が今後も実施されることを切に祈ります。

病理部門への協力

志賀　淳治

1 ｜はじめに

　1991 年に 2 か月、1992 年に 1 か月と合計 3 か月の間、サンタクルスの日本病院の病理部門に滞在しました。日本病院が設立されて 5 年、当時のチームリーダー田邊穰先生から依頼されたのは、臨床部門の活動が軌道にのってきたのでそろそろ病理部門も充実させたく、具体的には病理施設の充実もさることながら病理診断と剖検を通じて現地医師の教育を行いたいとのことでした。剖検の意味は臨床診断を解剖により検証するところにあります。剖検を日常診療に取り入れることにより臨床診断を最終確定診断とする習慣をつけて、臨床医の思考過程を高めるのが目標でした。

　当時のボリビアは人口が 600 万人で、病理医の数は各有力都市に 1 〜 2 名ずつ、全部で 20 名以下、つまり 10 万人あたり 0.3 名以下、ちなみに日本では病理医が少ないといわれますが 2008 年現在の統計では 10 万人あたり 1.7 名です。

　国際水準からみて、当時日本の病理医が最も得意とした診断は胃や大腸の早期癌診断であり、私個人としては 10 〜 20mm 程度の小さい肝細胞癌の診断基準をどうするかを肝臓専門病理医の仲間と研究していました。だからこの分野ではボリビアの病理医の診断能力を高めることができるであろうと予想をしていました。しかし JICA の資料によると当時のボリビアの平均年齢は 50 歳で、乳児死亡率が高く、3 歳までに 23.1％が死亡し、人口の 50％は 15 歳以下で、死因の主たるものが肺炎、結核、下痢症などの感染症で悪性腫瘍や心疾患はその下位にあります。また日本病院では

Chagas病（アメリカトリパノソーマ）の大腸や心臓疾患患者がかなり入院しているとのことで、どのような協力援助ができるかは現場に行ってみないとわからない状況でした。

　日本病院に到着しさっそく台帳をみると、1989年の手術検体は胆石73、急性虫垂炎35、悪性腫瘍40、結核11、Chagas病による大腸拡張症5、ブラストマイコーシス4、その他196の合計364例。特筆すべきは胆石症が多いことで、子どもの胆石症も珍しくなく、最も年齢が低いのは3歳であり、平均年齢38歳でした。病理の記録は不完全で性別、年齢の記載がないものも少なくなく、性別未記載例が364例中130例を占めていました。一次が万事でカルテ診療録など病院の記録保全が不完全なのではと推定されました。

2 │ 病理体制

　病理部門は検査部門とは独立しており、スタッフは病理医1名（コランジ先生）と技師1名、秘書1名であり午前中のみの勤務でした。日本病院は200床ですが、この規模の病院で病理医を常駐させているのは日本では例外的ですし、3名のスタッフのうち1名が秘書というのも日本の感覚からは驚きです。検体数は細胞診を含め1,000件程度で、標準的な日本の大学病院病理の20分の1〜30分の1程度です。日本とは事情が異なるため単純に比較することはできませんが、日本の大学病院の規模を1,000床とすると、技師の標本作成数も病理医の検体処理数も1名あたり日本の半分程度の能率です。

　この一つの原因は、臨床医と病理医との情報伝達の大部分が申し込み用紙を通じてではなく（もちろん検体についてくる伝

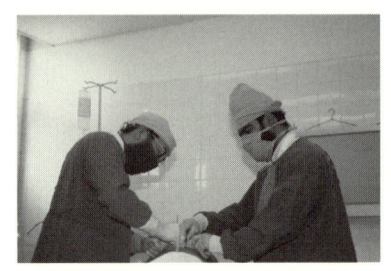

▲ボリビア人病理医との解剖

票はあるが)、臨床医が直接病理室にやってきて口頭で行うためです。正確な情報と臨床医が最も知りたいことが病理医に直接伝わるというメリットもありますが、挨拶の言葉やおしゃべりの類も入り、時間がかかることは間違いありません。病理診断用紙の発行も、まず病理医が手書きで記載しそれを秘書に渡します。それを秘書がタイプ印刷。できあがった診断用紙を今度は病理医が受け取り、目を通してサインし発行するという段取りとなります。日米欧はもとより東南アジア諸国でも病理医は自分で診断用紙をタイプするので、このように病理診断が発行されるのを見たのは初めてでした。非能率的であり、病理室には人が常に出入りして忙しい状態でした。

3 ｜病理解剖

　解剖は病院開設以来 5 年間で 9 体ということでした。ここの病理医は日本と異なり法医も兼ねているため、殺人、交通事故死なども解剖します。この 9 解剖例は解剖台帳の記録がないため、推量ではありますが大部分法医解剖関連でしょう。外科の症例で最も多いのは交通事故による外傷であり、したがって交通事故死も多く、法医解剖は病理医の大事な仕事です。私の滞在合計 3 か月間で病理解剖数は局所解剖 2 例を含む 4 例と necropsy（剖検）1 件（屍体に対する診断確定のための生検）を行いました。その病理診断は全消化管壊死（クロストリジウム感染と推定されるが培養できなかったのではっきりしない）、肺の悪性中皮腫、脳膿瘍、ガス中毒で、necropsy はホジキン病でした。それぞれの臨床診断は黄熱病、肺癌、原因不明熱、ガス中毒で、最後の necropsy の症例は結核症として長期治療していたので病理解剖、死後の検査の有用性を理解してもらえたと思います。

　解剖する際に医師と技師を感染から守る意識と、体を守るためのちょっとした衣服などの備品が十分でなく、また用具なども使い勝手が悪く、不足もしており、解剖に時間がかかるうえ、解剖中に血液が肌に染み込むな

ど大変危険でした。解剖室はどうすることもできませんでしたが、2回目の訪問時に骨を切るストライカー、替刃のメス、ハサミなど日本で使用されている解剖用具一式を援助し、少なくとも解剖業務がスムースに運べるようにしました。しかしその後の備品補充がどうなっているか気にかかるところではあります。

4 ｜ 標本作成技術と免疫染色

　標本薄切を切断するために用いるミクロトームは、国際的に使用されている回転ドラム式を利用していました。日本では例外的に水平式ミクロトームが使用され、これが援助されていましたが使用されている様子はありませんでした。技師の要望により水平式ミクロトームの使用方法を教えましたが、すでに刃が劣化しており、標本を薄切することはできませんでした。このように病院開設にあたり援助した病理関連設備には使われていないものが少なくありませんでした。援助する側と受ける側との希望備品のミスマッチですが、当地の病理医が日常どのように仕事をしているかの事前調査が不十分であったのでしょう。コランジ先生が最も喜んだのは2回目に持ち込んだいわゆるディスカッション顕微鏡でした。これにより同じ標本を見ながら病理医同士あるいは臨床医との会話が可能となりました。今、援助するならばバーチャルスライドシステムということになるのでしょう。

　標本の質に関しては使用されているパラフィンの質が悪いため色合いが悪いですが、染色液に関しては日本とほぼ同様の染色法が使用されており、問題ありませんでした。しかし、日本では病理診断の補助診断として免疫染色が必須ですが、ボリビアでは全く実用化されていませんでした。ボリビアでは悪性腫瘍として悪性リンパ腫が少なくないので、悪性リンパ腫診断に必要な免疫染色キットを2回目の時に持ち込みました。キットを使用する免疫染色の方法そのものは簡単であるので技師がすぐマスターしましたが、安くはない抗体を全部使いきったときに病院として継続的に購入

できるかどうか問題がありました。ちなみにここでのサンプルを使用してボリビアでの非ホジキン悪性リンパ腫（NHL）はEBV感染との関連が深いとの証明ができました（Takano Y, Colonazi RP, Shiga J.: High incidence of Epstein-Barr virus associated non-Hodgkin's lymphoma in Bolivian mountains: Pathol Int 1994;44:237-240）。

5 ｜ 広報活動

　講演としては子宮頚癌とパピロマウイルス、消化管の早期癌、肝炎と肝硬変および肝細胞癌、外科的多臓器不全、DIC（播種性血管内凝固症候群）、病理解剖の講演を医師、技師を対象として行いましたが、早期癌の症例の経験がないので、病理診断に関しての実際的な質問は出ず、議論にはなりませんでした。日本病院の医師ではありませんが、内視鏡が専門と称する内科医が胃癌の早期癌の症例を8例経験しているというので、病理の組織型は何かと質問したところ病理診断はしていないということでした。ここからもボリビアの医学の実情を見ることができました。サンタクルス近在の病理医の関心が高かったのは小さい肝細胞癌のルーペ像の写真であり、理論よりも形態診断をするものとして美しい写真をどう撮るかという実際的な技術に関心が持たれたようです。

6 ｜ その他

　ボリビアには1台も電子顕微鏡がありませんが、日常的に病理診断で電子顕微鏡を必要とするのはほとんど糸球体腎炎の診断のみであるので、早急に必要とされる備品とは考えられません。しかし研究と教育を行う大学医学部ともなれば解剖学教室も必要でしょうから、将来的にはボリビアに必須な機材と考えられました。その場合にはそのための技師とそれを専門的に使いこなす医師の教育が必要であると考えられますが、現状ではどうなっているのでしょうか。

途上国における
医療技術協力の難しさ

田邊　穣

1 ｜ はじめに

　ボリビアでの経験をもとに標題の問題を私なりに考えてみたいと思います。

　途上国への医療技術協力は、日本が国際的な貢献を果たすための重要なパフォーマンスの一つです。日本人が享受しているような医療の技術を、途上国の人たちと共有するということだと思います。もちろん災害時の医療上の緊急対応は重要ですし、阪神・淡路や東日本の震災時には日本も各国のお世話になりました。しかし、ここで言う医療技術協力は、長期的に健康を守る上での医療技術がテーマとなります。

　医療はある意味でその国や地域の、時代の、経済社会状況を反映したものであり、地域文化の一つの側面であるので、我々がよいと考えることでも、現地の人たちが同じように考えているとは限りません。医療技術協力といっても、単に個々の技術を伝達するだけでは、その国の人たちに何の利益ももたらさない、無意味なものになってしまうことも多いと思います。例えば基礎的な臓器移植の知識や検査能力はなくても、腎臓を移植するだけの外科的な技術の指導はさほど難しいことではありません。しかし、手術そのものは成功しても、その後の経過を見守っていく必要がありますし、術後の患者フォロー体制が整っていなければ移植手術などは無謀としか言いようがありません。移植に関わる免疫学についての知識とか、術後の患

者さんの管理の体制や能力がなければ、せっかく移植した臓器が拒絶反応を起こしたりして、かえって危険な状態に陥ることは必至です。ですから、医療の技術協力とはある意味ではその国（地域）の医療体制を整えるということかもしれません。

　一般に「途上国に対する医療の技術協力」という言葉は聞こえがよいですが、見かけ上の技術の伝達だけでは、かえってその国の人たちの不利益になることもあり、安易な考えで取り組めるものではありません。少なくとも今から20年ほど前までは、多くの日本人は医療機器と使用マニュアルを供与して、その使用法を伝授すればそれでよしと考えていたようです。

　ボリビアへ赴任する前に、医療技術協力の事前調査として東南アジアのある国へ行った際、目にしたのは、日本でも普及し始めたCTでした。我が国から供与したものが、2年間も梱包も解かれず炎天下に放置してあったのです。猛暑の夏で我々も経験しているように、炎天下に精密な医療機器を放置しておけば、部品によっては劣化して使い物にならなくなります。もちろん何かの理由はあったのでしょうが、いささかずさんなプロジェクトだったようです。

　他にも、ある途上国の首都にワクチン保存用の大型冷蔵庫を供与したら、使用電力が多すぎて、その地域への電力供給がストップし、地域住民に損害を与えてしまったという例があります。インドのUNICEF事務所で出会ったアメリカの小児科医から、日本が供与したX線機械を稼働させるため、その地域のワクチンの予算が削減されてしまったと打ち明けられ、言葉に窮した経験もあります。

　問題なのは、ある意味では善意のプレゼントが、逆に現地の人々の負担になってしまうことなのです。

2 ｜ どのような問題があったのか

　前置きが長くなりましたが、それでは、サンタクルス総合病院プロジェクトはどうだったのでしょうか。このプロジェクトで無償供与された医療

機器そのものは、その時点でのボリビアの技術に見合ったものがほとんどで、その点での問題はなかったのですが、どの器機がどこに配置されているかがわからない状況でした。器機の管理体制に問題があり、まずはリストと現物を対照することから仕事が始まったといってもいいくらいです。

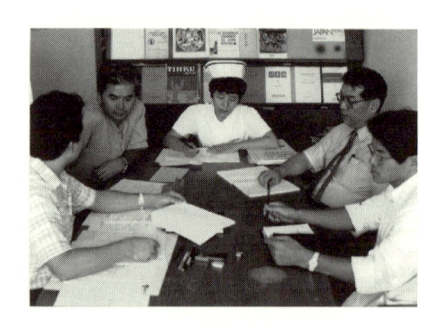

▲専門家のチームミーティング

　初代の伊勢泰先生が苦労して橋頭堡を確保されたところへ、2番目のチームリーダーとして赴任しました。先代のリーダーや調整員の磯氏などのチームスタッフによって、病院の置かれた状況がようやく解りかけ、改善計画を立ててくれていたおかげで、それを具体化する方向で進めることができたのです。

　とはいうものの、財政基盤は弱体で、予算措置としては、人件費は国の保健省予算、光熱費は市の予算から支出され、医療行為にかかる諸経費は民間の医療機関と同じく、医業収益によって対応するという方式でした。要するに、医療費を徴収しなければ医療サービスそのものも提供は難しく、貧困患者対策や伝染病対策など、公的病院が担うべき医療は後回しにされたりしました。その上、当時はボリビアの経済状態も悪く、給料の遅配などが続き、職員のストライキで本来の医療サービスの提供すらできなくなっていたのです。もちろん、ボリビア政府としてもこのような経済的脆弱さを解決する方法を考えていました。その1つが、サンタクルス県内の経営者団体、労働組合、農民団体など主要11機関の代表からなる「運営委員会」による経営の引き締めです。病院長の上にこの委員会を置き、病院の運営に当たらせることにしたのです。しかし、人事権もなく、経済的独自性を示すこともできない病院長の権限は弱体化し、手腕を発揮するには程遠い状態になってしまいました。運用上の責任体制としては、形式

的には運営委員会が持つことにはなっていますが、委員会方式では責任が分散され不明確になるのは当然ですし、よいアイデアが生まれてくることは望めません。そういった状況の下で、ボリビア政府は日本政府に対し、医療技術協力を要請してきたのです。これを受けて始まったこのプロジェクトは日本・ボリビア間で数回の協議が行われ、表に示したような業務内容で技術協力を行うことになりました。この協定文章は正式には協議議事録（R/D）といいますが、その付属文章などから要約してまとめたものです。

表　サンタクルス病院のプロジェクト業務内容（開始時）

1	病院運営管理状況、診療内容、関係官庁・行政府の施政方針の把握と調整
2	院内統計資料の作成（収支バランス、患者動態、病床稼働率）
3	検査室制度管理（他施設との比較、血液、生化学検査の改善指導、検査項目の増加）
4	専門家事務所の整備、図書・雑誌その他の機器の整備
5	物品管理、医療消耗機材の供与
6	プロジェクトマスタープランの年次計画の遂行
7	分野別技術移転
8	日本へ派遣する研修生の選考規定の作成と選考
9	院外医療・学術活動（セミナー、カンファランス、学会講演、院外診療など）
10	マニュアルおよび医学書の刊行
11	病院広報、法人検診（我が国から移住した法人のコロニーが2か所ある）
12	地域衛生・保健教育
13	疾病指向研究の育成

プロジェクトは単なる診療各科への技術協力ではなく、病院管理、運営を含めた病院機能全般の改善への包括的な技術協力でした。それまでの日本の医療技術協力では避けていた管理運営分野の項目が含まれており、とくに第1項にあるように、病院の管理運営のみならず、ボリビアの医療政策や、あるいは医療に関わる支払制度までにもコミットするような項目があります。チームメンバーには、プロジェクトリーダー、医師、看護師に加えて、医療機器のメンテナンス、放射線技師、医療統計担当などが常駐し、個々の技術の他に、病院運営面での協力を強化しつつ、近代的病院のあり方のディスカッションを繰り返したのです。プロジェクト全体の技

術協力の理念として、「相手国側が独り立ちできるようにサポートする」ということをスタッフの間で常に確認し合い、ボリビア側へは「患者のために最良の医療とは何かを考えよう」を呼びかけスローガンとしました。

3 │ その結果

　プロジェクト開始時は病院運営の立て直しが当面の目標とせざるを得ませんでした。実際に運営にタッチする際には「運営委員会」に日本側スタッフも出席し、この病院の理念を訴え続けました。運営委員長と日本側との間では、常に意見が一致していたわけではありません。とくにR/Dの中の政策的な問題や職員の処遇などの問題については、JICA事務所、保健省や市の衛生当局者までを巻き込んで大論争も起きましたが、そういった問題を深く検討する過程で、少しずつでも「患者のための医療」についての具体的なイメージを共有することができるようになったといえます。

　もう一つ重要な点は、「病院の運営はボリビアが主体的にやるのだ」ということを日本側もボリビア側も認識し合ったことです。当たり前のことではありますが、技術協力と称して、日本側（例えば日本の大学とか研究所）が自分たちの研究の場を単に被援助国に移して、自分たちのやりたいようにやっている場合が少なからずあるからです。技術協力の受け手（レシピエント）は、ともすると供与する側（ドナー）の顔色を窺ってしまうことは少なくありません。我々はことあるごとに「ボリビアとして何がやりたいのかを明確にすることが大切だ」と言ったものです。病院運営に必要なデータを理解してもらう点や、啓発的な企画の理解については、当初手におえないと思っていた運営委員会も、次第に聞く耳を持ってくれたようで、結果的には委員会があったことはプラスに作用したと思います。

4 ｜ 25年たってみると

　こんな運営をしている間に、医療レベルも少しずつ向上し始め、また、医療費の徴収や財務管理の合理化などにより、患者数も増加し経営状況は改善されていきました。消耗品の購入なども可能となり、本来の医療サービス向上に努力が向けられるようになったのです。
　当初の予定通り5年間の期間が終わったところで技術協力チームは引き上げることにしました。
　2011年の3月、サンタクルスの病院が開設25周年記念式典にあたり、かつての技術協力のメンバーが招待され、私も出席しました。病院の設置主体は国からサンタクルス市へと移管されてはいましたが、病院は立派になって、大学病院（日本語に直すと"日本大学病院"という名前でしたが）になり、ボリビア国内の医療の教育機関として重要な役割を果たしていました。私たちと一緒に開設に関わったボリビア人のメンバーもほとんどが勤務し続けており、当時の技術協力の教育方針が正しかったことが証明されたと感じ本当に嬉しく思いました。近代的な病院の管理運営体制ができあがったわけではありません。むしろ、管理運営上の問題点がはっきりしてきたのですが、それを自分たちで考えながら取り組むという姿勢が伝わったのだと思います。

病院から地域ネットワークへ
─サンタクルス医療供給システムプロジェクトでの経験─

三好　知明

1 ｜ 大衆参加法と地方分権化法の施行

　サンタクルス総合病院への技術協力は5年間のプロジェクトが終了し、病院の基盤は確立したかに思えました。これに続くプロジェクトとして、住民により近いレベルにある第一次医療施設である保健センター（スペイン語ではセントロ・デ・サルー）の機能強化とその連携も念頭に入れた「サンタクルス医療供給システムプロジェクト」が開始されました。折しもボリビアでは1994年に大衆参加法が、1995年に地方分権化法が施行され、住民参加による新たな保健医療体制が構築される機運が高まっていました。

　ところが、問題は法律施行以降の手順でした。ある日、突然、法律の施行とともに、すべての制度が大きく変わったのですが、その移行には何の指導などの準備もなく唐突でした。もともと、選挙により政権交代が行われると、全く引き継ぎのないまま、ほとんどすべての行政職員が替わってしまうため、大きな障害が発生する国なのですが、新しい法律施行もそれと同じ状況でした。

　医療分野では国立病院であったサンタクルス総合病院（日本病院）は突然、市立病院に移管されたのです。人事権は国の出先機関である県保健局

にありましたが、病院の運営管理は市保健局に委ねられました。病院事務長は市から派遣されるようになり、事務職員の雇用や資機材の購入はその管理も含めて、市の管轄下となりました。つまり、病院は県保健局と市保健局の二重支配下(「二つの頭」と言われていました)に置かれるようになったのです。

2 ｜ 瀕死の日本病院―運営指導調査団の派遣―

　「サンタクルス医療供給システムプロジェクト」はちょうどこの時期に開始したばかりで、私の前任の新崎プロジェクトリーダーを中心に、セントロ・デ・サルーなどの実態調査を開始したところでした。この時期、まだ、第一次医療施設は非常に劣悪な状態で、市内のセントロ・デ・サルーでも、全く人材配置や最低限の機材のないところも多くある状態でした。整備が進むのは、その後の米州開発銀行などの支援を待たねばなりませんでした。

　こうした状況を改善すべく、プロジェクトはその準備段階であったわけですが、にわかに地域保健活動の中心となるべき病院の運営状況が怪しくなってきたのです。患者は救急患者のみとなり、外来患者数、入院患者数とも激減しました。それにともない病院の診療収入も激減、これまで支払われていた病院からの給与補填もままならなくなりました。これに国からの給与などの遅配も加わったため、病院職員のストライキが頻発し、経営状況をさらに悪化させるという悪循環に陥ってしまったのです。プロジェクト活動自体も政治的指名による病院幹部の無策と頻発するストライキのため全く進まなくなりました。

　打開策を見出すため、急遽、運営指導調査団が派遣されました（詳細はp123～「2｜プロジェクト中断の危機となった出来事」参照）。運営指導調査では、病院のみならず、中央の人間開発局大臣、サンタクルス市長、さらには労働組合などとの交渉が続けられました。運営指導調査団の団長には日本大使より本交渉に関しての全権が委任され、日本は技術協力の引き上げも辞さないというというぎりぎりの交渉が行われました。その結果、

運営指導最終日のミニッツ署名は人間開発大臣、財務大臣、サンタクルス市長、労働組合長との間でなされ、人員増加、給与支払いなどの確約が得られ、ストライキは回避されることとなりました。署名が終わったときには、すでに明け方近くとなっていましたが、この署名時に我

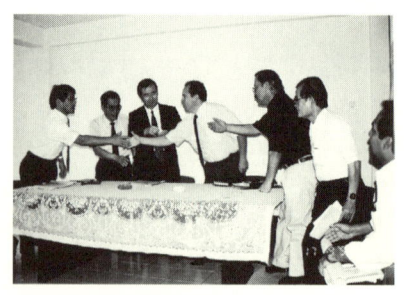

▲サンタクルス医療供給システムプロジェクトの運営指導

慢できずに帰宅しようとした市長を引き止めた一病院看護師がいたことはどうしても忘れられません。彼女は日本の研修にも参加し、長く日本人専門家と働く中で、日本病院を心から愛しており、プロジェクトの引き上げを止めたかったと後日、話してくれました。

　一方、日本側からの強い要望で院長交代が認められました。強いリーダーシップと経営センスに溢れた元ボリビア国保健大臣で日本病院の脳外科部長であった医師が選ばれました。ところが、彼も日本病院の置かれた状況の深刻さになかなか病院長を承諾してくれませんでした。最終的に調査団がサンタクルスを離れる直前に、空港で院長就任の決意を表明してくれたのでした。こうして、病院は新たなスタートを切ることとなりました。

3｜日本病院復活

　その後は、新院長のもと、まず、病院の立て直しが図られました。JICA技術協力プロジェクトの投入も人材、機材ともひとまず病院に集中しました。このときのプロジェクト長期専門家は8名（チームリーダー、調整員、病院管理、看護管理、機材管理、救急、放射線、検査科）にのぼり、おそらく、JICAの「プロジェクトタイプ技術協力」としては最大規模であったと思います。各専門家にはまず、病院の立て直しを1年間で行い、残りの期間（約1年半）を市内の「医療供給システム」づくりに入る活動

をお願いしました。

　病院の立て直しは奇跡的とも言うべく順調に進み、患者数も回復してきました。1998年に行われたボリビア国の病院機能評価コンテストで第1位を得ることもできました。この時期、サンタクルス市の人口は100万人を突破しましたが、日本病院の総受診者数は200万人を超えていたということでした。サンタクルスでは医療サービスの高い病院として、市民の病院として認知されるようなったのです。

　新しい技術も積極的に導入されました。すでに腎臓移植は民間病院で以前から行われていましたが、米国専門医の指導で肝移植も行われるようになりました。こうした移植チームの中心は日本病院外科の医師だったのです。費用のかかる透析を回避できる移植手術には、手術費の安さから近隣諸国（アルゼンチンやブラジル）からも患者が集まっています。

　教育病院としては、レジデント教育機関として専門医を養成、全国から優秀な若い医師が集まりました。脳外科や救急などボリビアでは最初の新たな専門医養成機関としても認められるようになりました。卒前教育では、市内に新たに開設された私立医科大学（公立の医学部はありませんでした）の付属病院として、「日本大学病院」と公式に呼ばれるようになりました。大学レベルの教育を行う病院という意味です。医学部への入学が容易で学費も安いことから、ブラジルからの学生も多く集まっています。

4 ｜ 病院から地域へ

　一方、「医療供給システム」に関する活動も開始できました。この時期は病院を中心とし、サンタクルス市を対象とするもので、レファラルシステム（病診連携）、救急システム（SISME）、機材メンテナンスセンター構想、臨床検査体制整備等などでした。

　レファラルシステムは従来からボリビア政府が進めようとしていたのですが、全く進捗していませんでした。当時、サンタクルスで同じような活動をしていたベルギーの技術協力チームと協力して、レファラル委員会

を設置し、レファラル用紙やガイドラインの作成を行い、レファラル患者統計や症例検討会なども行われるようになりました。

SISMEと呼ばれる統合救急サービスシステムは短期ならびに長期専門家の投入により、病院救急車を活用した搬送体制の整備、そのための通信センターの設置、病院前救急措置講習会、救急医の指導などが精力的に行われました。その結果、後日、市の公的な機関として認知されるに至り、現在もその規模と機能を拡大しています。

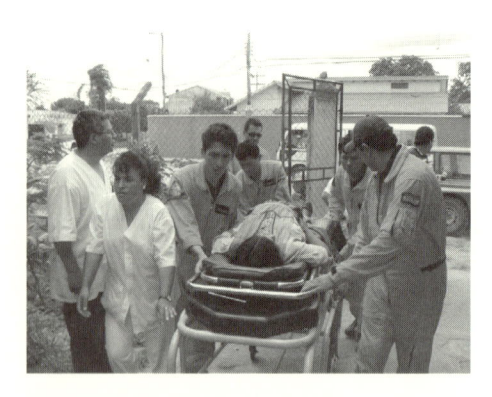

▲病院への患者搬入システム整備

このように保健医療ネットワークとしては限定的な範囲と内容ですが、この時期にサンタクルス市の保健医療ネットワークの基礎ができたといえます。こうした状況を背景に、舞台をさらに県に広げ、県保健局を対象とする第3フェーズとも呼ぶべき「サンタクルス県地域保健ネットワーク強化プロジェクト」が開始されることとなるのです。

ボリビア、輝く日々

明石　秀親

1｜いやあ、困った……

　2001年、我々はサンタクルス県保健局にプロジェクト事務所を構えました。
　これまで主たるカウンターパートだった日本病院を離れて、県の保健局がカウンターパートになったのです。しかし、日本病院に表敬と次期プロジェクトの説明に行ったとき、そこで言われた言葉が、その後の難しさを物語っていました。日本病院の人たちから口々に出たアドバイスは、「県保健局は大変だよ」でした。
　後で考えると、この難しさには幾通りもの意味がありました。一つは、各部署の機能が、国のバーティカル（縦割り）プログラムのリエゾンにすぎないせいか、県も市も、自由に使える予算があるわけではなく、また、約束を守るわけでもなく、再三申し入れても希望の技術者を付けないという状態でした。2点目は、カウンターパートになかなか会えない状態で、相談相手がいない状況。3点目は、県も市も、重鎮が政治任命だからか、カウンターパートがコロコロ替わることでした。何しろ、私のカウンターパートである県の保健局長は1年半で7人替わったのです。ここまで替わると、そもそも「コロコロ替わるカウンターパートを研修に日本に送る意味は何なのか？」と考えてしまいます。また、カウンターパートに技術移転をしようにも、カウンターパートが定着しないので、結局、プロジェクト付き（ボリビアの予算で雇用された）ボリビア人に伝えざるを得なくなります。しかし、彼らもプロジェクトが終われば、また別の部署に移る身。

技術を伝え、一緒にプロジェクトを作り上げてゆく相手は誰なんだ、とずっとプロジェクトの日本人の中でも、また自問もし続けました。

2 | 模索の先の手がかり

　そして、プロジェクトとしては何とか先方の国に残る、しかも人々に裨益する事業をと考え、「変わらない"定点"は何か」と探して探して、ついに行き着いた答えが「住民」でした。これは苦肉の策でしたが、後にこの「住民」をもとに FORSA と呼ばれるようになる住民活動が浮かび上がってきたわけです。つまりは、後で考えるとこれでよかったとわかるのですが、プロジェクトの中間評価では、日本側団員から、「何をやっているのかわからない」という散々な批判があったと聞きます。それは、現場での苦労を知らないから言える批判だったと私は考えています。この活動には看護師の山本佐枝子女史、栄養士の西田美佐女史が全面的に関わってくれたおかげでその形が明確になり、さらには、手前味噌的ではありますが、実際にこの活動は、後に PRO-FORSA の中核的な活動としてボリビア全土に広がっていったこと、またブラジルでの同様のプロジェクトでも参考になったことなども、その有用性を物語っていると思われます。
　しかしながら、我々の手探りの模索は続きました。例えば、プロジェクトエリアは、複数のムニシピオ（自治体）にまたがることから、移動や連絡調整、会議のセットなどに手間取ることになりました。そのことを何とか意味のあるものにするために、ある町での学びが別の町にとっての参考になるべく、相互の学び合いの機会を設定しました。
　また、日本の援助の特徴を知らないせいで、ボリビア人のカウンターパートから、「なぜ、他の援助機関は会議の開催のためにお金を支援してくれるのに、あなた方はお金の支援をしてくれないのか。あなた方は我々の国に支援に来てくれているんだろう？」と聞かれたこともあります。なかなか説明してもわかってくれるわけではなかったのも事実です。
　あるいは、あまり会議時間に時間通り参加者が現れないので、最初は

少し腹も立ちましたが、「いっそ、その理由やどれくらい遅れるのかを統計でとって、後で改善に役立てよう！」と記録を取り始めたものでした。50回の会議の記録を取って、何とか改善に活かそうと思ったものです。

　このような困難の中からの学びも大きくありました。お恥ずかしい話ですが、それは自分の中で初めて「保健」と「医療」を区別して考えられるようになったということです。このことは自分にとって大変意義深いものでした。

3 ｜ 人生を味わう

　いろいろな苦労は確かにありました。それでも、ボリビアは素敵だったと思えます。県庁の、朝食売りの声とスールの寒さで買った暖房器具。ぬかるみの道での、4WD車のスタックと群舞する色とりどりの蝶の群れ。調査に向かって、川に阻まれて進めない調査団の車とその河原でカウンターパートによって朗々と語られたスペイン語の物語。昼の真っ白な砂丘とその周りを取り巻く深い緑のジャングル。スーパーのとりどりの種類のジャガイモと、冷凍標本のようなエビや魚介類。ケンちゃんのラーメンとビール！　レストラン・オキナワのソーキソバとレトロなカラオケ。甘い、ボリビアニータと酔っぱらったシャングリア。夜中のパーティーの楽しい踊りと夜風のドライブ。夜の地上に無数に瞬く蛍の光と満天の星の光……。

　今にして思えば、すべてが輝いていました。あれがラテンのおおらかさなのか。あれがラテンの熱い血なのか。今を精一杯生き、今を精一杯楽しむ。

　また、何かの機会に訪れてみたいものです。

住民へ　FORSA モデルの誕生

秋山　稔

1 ｜ 病院を中心とした協力から地域保健医療協力へ

　1987年から5年間実施されたサンタクルス総合病院プロジェクト、1994年から5年間実施されたサンタクルス医療供給システムプロジェクトの経験から、現在のサンタクルスにより必要なのは地域保健の活性化と地域全体の保健システムの強化であることが徐々に認識されるようになり、2001年11月からサンタクルス県地域保健ネットワーク強化プロジェクトが開始されました。プロジェクトはサンタクルス県保健局を主なカウンターパートとし、パイロット地域をサンタクルス県のサンタクルス市4地域の内の2地域、ワルネス市、オキナワ市、モンテーロ市、サーベドラ市、ミネーロ市として開始されました。地域住民への保健サービスが十分に提供されるように保健サービスネットワークを強化することを目標としたプロジェクトでした。

　サンタクルス県の保健システムを阻害する問題として保健医療行政が機能していないこと、一次医療施設において住民のアクセスが悪いこと、これは医療施設が地域住民に対しての直接的な活動をしていないことや母子保健に関係する利用が多いがこれに対して十分な能力がないこと、医療施設管理が十分でなく住民への対応も悪いことなどに起因しています。これが二次、三次医療施設においてのオーバーロードと一次医療施設で対応すべき症例の高次の施設への集中につながり、またこれに関連してレファラルシステムが機能していないことも問題です。住民自身の問題としても保健についての知識が十分でないこと、健康意識が低いこと、一次医療施設

を信用していないことなどがベースにあり、医療施設の問題としてもメンテナンスの不備により医療機材が十分に活用できていないなど多くの問題があることがわかりました。

2｜プロジェクトのデザイン

　上記のようにサンタクルス県の保健システムには多くの問題があることが判明し、保健医療行政の強化、一次医療施設強化として管理の強化、住民の保健意識の向上と一次医療施設利用の促進を計ることを目的に住民参加保健活動、保健医療活動の強化として母子保健を中心としたサービスの向上を行い、一次医療施設と二次、三次医療施設が適切に機能し、地域として住民に適切な保健医療サービスを提供できるようなレファラルシステムの強化、これに既存の医療機材を有効に利用するための医療機材保守管理という6つの大きな活動により地域保健システムの改善を目指すようにデザインされました。

3｜プロジェクト開始当初

　これまでのプロジェクトの主なカウンターパートが日本病院（旧称、サンタクルス総合病院）であったこともあり、スタッフへの給与の遅配やそれに関連するストライキがプロジェクトに大きく影響したものの、これらの問題がない時期にはプロジェクト運営は円滑であったと聞いています。しかしながら本プロジェクトは2001年11月に開始されて以来、主なカウンターパートがサンタクルス県保健局という行政組織であったこともあるのか、プロジェクトに関する会議を設定しても計画の半分も行えず、また実施できたとしてもかなり開始時間が遅れるような南米特有の状況にあり、当初は全く計画通りにはプロジェクト進行ができませんでした。
　そこで、まずパイロット地域の住民と一次医療施設を対象として住民参加保健活動を行うことにより、ようやくプロジェクトの進捗が見られまし

た。その後、主にこれまでの協力の中心であった日本病院を主として、産婦人科病院、小児病院などの協力を得て母子保健を中心としたサービスの向上活動を進めました。また、医療機材保守管理についてはサンタクルス市がん病院内に医療機材メンテナンスセンター（IME）を設立し、この組織を中心にサンタクルス市および近隣のパイロット市の医療機材保守管理システムを構築しました。このように協力の相手をテーマごとに細分化することにより、プロジェクトの進捗が見られました。サンタクルス県保健局を通して、すべてのプロジェクト活動の実施を目指していたならば、進捗がより遅れたのではないかと思われます。

4 ｜住民参加保健活動

　住民の健康意識を高め、保健医療に関する知識を深めることを目的として住民参加保健活動が実施されました。住民と一次医療施設との関係を密にして同施設の利用を推進し、効率的な医療提供に寄与することを目指しました。住民参加活動のモデルとしては、既存のPRECEDE-PROCEED Modelをボリビアの状況に適応させ、より簡潔にしたものを開発し「FORSA手法」と命名して、サンタクルス県のパイロット地域にある16の地域に導入しました（p218 〜参照）。FORSA手法によるワークショップが各パイロット地域の保健センターで実施されました。地域住民と保健センター職員とが話し合い、地域の住民参加保健活動のテーマを決め、各地域での保健活動を行いました。テーマとしては6か月までの完全母乳栄養、小児を主とした住民の栄養改善、衛生環境作りなど、住民を中心に活発な活動が実施されまし

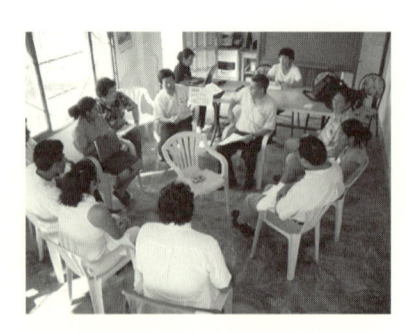

▲フェルナンデスアロンソ市チャネ村での住民参加保健活動

た。また、住民への健康教育や保健医療情報の伝達などがこの機会を利用して各保健センター主催で行われました。

5 ｜ 母子保健を中心としたサービスの向上

パイロット地域の4つの保健管区に「サービスの質向上委員会」が立ち上がり、保健センターにおける母子保健を中心とした改善などに関しての活動を開始しました。母子保健については日本病院、産婦人科病院、小児病院等の協力のもと、「産科プロトコル」、「小児診療ガイド」が作成され、一次医療施設の診療の標準化、レファラル基準の周知などに活用されました。

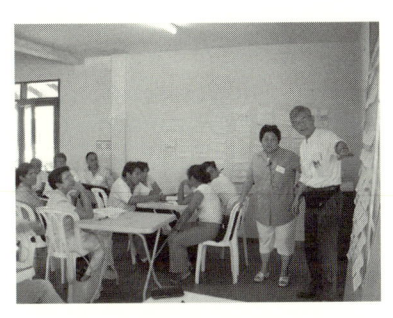

▲モンテーロ市での小児 AIEPI（IMCI：小児疾患統合管理）研修

6 ｜ レファラルシステム強化 / 保健行政・医療施設管理 / 医療機材メンテナンスの各分野

レファラル・逆レファラルシステム強化分野においては、サンタクルス市レファラル委員会を設立し、同市全体のシステム強化を図り、さらに共通理解の推進のためレファラルマニュアルの作成を行いました。保健行政・医療施設管理分野では、まず医療施設、地域保健事務所

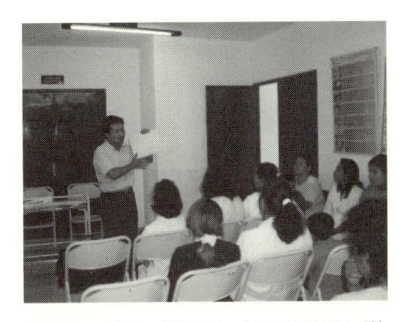

▲レファラル・逆レファラルシステム説明会

などへのスーパービジョンの改善からはじめ、財務管理ではベルギーのNGO がすでに導入していたシステムの強化という形で協力を行いました。医療機材メンテナンス分野においては、医療機材メンテナンスセンターが設立され、サンタクルス市および地方の医療機材メンテナンス技術者に対する技術研修、5 大病院へのメンテナンス技師、技術者の派遣による技術支援システムの構築などの活動を行い、医療機材の有効利用の改善に努めました。

7 | 5 年間の協力

　当プロジェクトは、開始当初から相手側人材の異動が頻繁に生じたこと、主要な協力相手であるサンタクルス県保健局が十分に機能していなかったことなどの多くの要因により開始後 2 年ほどはあまり進捗が見られませんでした。しかしその後、現場の関係者が機能しそれぞれのサブシステムにおける活動が急速に進み、計画されたアウトプットもほぼ達成されたことから、パイロット地域の保健システムにプロジェクトが寄与したと判断されました。実際、FORSA 手法を使用した住民参加保健活動はその他の県にも普及し、サービスの質の向上、レファラルシステム強化なども後継プロジェクトに引き継がれ、現地の保健医療関係者によってプロジェクトの理念である住民の健康に寄与するための保健システム強化が引き続き行われています。

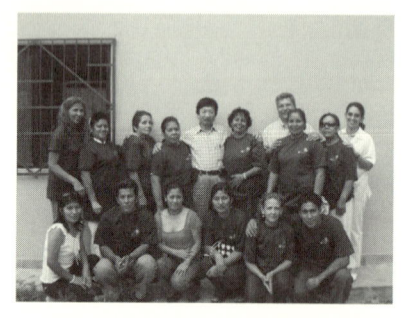

▲サンタクルス市第 2 保健管区での住民参加保健活動メンバーとの記念写真

ボリビアの保健をみつめて

中島　美鈴

元青年海外協力隊・看護師

　私は、1989年度3次隊の看護隊員として、サンタクルス県にある日本病院の小児科ICUに派遣された。
　中学校のころから夢見続けた海外での生活。10年足らずの看護経験しかない私だったが、「協力隊という立場で何かを成し遂げようと肩肘張らなくてもよい、友達をつくって楽しんでください。それがボリビアの人に日本を知ってもらい、理解してもらうことになるのだから。」との当時ボリビアJICAサンタクルス支所の担当の方からの言葉に救われた。
　当然、日本で最新医療に携わっていた私には理解できないことがたくさん起こっていた。おむつを替えれば寄生虫の海になっていて、悲鳴をあげて子どもに触れなくなってしまったこと。抗生剤が買えないために、感染症で死んでいく子どもたち。サッカーの試合をテレビ観戦していた医師たちに子どもの心停止を告げても来てくれなかったこと。サッカーを見ていたのなら仕方ない、と言われてしまったこと。素手で中心静脈栄養を入れ、後で抗生剤を投与すればよい、と言われたこと。今から考えると信じられないようなことが日々起こっていた。人間の生と死について真剣に考え、看護学生時代以来、本当に生きる意味や自分のなすべきことについて深く考えた。
　たくさん怒り、泣いた場面もあったが、それにも増してたくさんの友人を得ることができた。その当時の職場仲間は、小児科の

友人だけでなく、病院全体に広まり、その親交は26年経った今でも続いている。真剣に向き合った職場での人間関係が、今に至るまでの友情につながっていると思う。

　それは、ボリビアの人との交流だけでなく、日本で国際交流に携わっておられる人々との交流にも続いている。当時私の勤めていた日本病院では、協力隊の受け入れと同時にJICAの技術協力プロジェクトが進行中だった。国際協力に関わられる専門家は、まさに専門を極めた方々ばかりで、その人たちの生き方、自分の仕事に対する姿勢に大いに啓発されたことを覚えている。

　当時日本病院の注射器はガラス製で、針とともに消毒して使っていた。チューブ類、手袋、すべてオートクレーブ消毒を行い再生しての使用。そのため針の切れが悪く、注射するときになかなか皮膚を貫通せず、力で入れた感覚がいまだに手に鮮明に残っている。その当時、日本はすべてディスポの時代だ。点滴準備で薬剤を入れるのもディスポ。すべて使い捨ての時代だった。衛生面を考えれば当然のことだが、帰国してから、これをボリビアに持って行けたら、と考えてしまった。そんな中、帰国された専門家の方が、職場で期限切れになった清潔物品・ディスポ製品を大量に送ってくださり、病棟に配布されたときには、皆で大歓声を上げたこともあった。

　今はボリビアも豊かになった。当然貧しくお金がない人も多くいるが、当時のようなガラスの注射器や切れの悪い針を再生して使うことはほとんどなくなった。医療保険も整備され、妊産婦や5歳未満の小児の基本医療無料化も進んでいる。いまだ問題はあるが、あの当時のような、物が本当にない時代からは脱却しつつあると思う。

　勤務していた日本病院にはもう日本人はいないが、あの当時を知るボリビアの医師および看護師、パラメディカルの職員はまだ多く残っており、学んだことを今でもしっかり実践されている。

そして何よりも自分たちで工夫して現状を打開するという大切なことを学び、それを実践し続けておられる。今でも帰国された専門家の方々のことを大切に話し続けられており、それは、正にしっかりとした人と人との交流ができた証なのではないだろうか。

　私事になるが、ボリビアが大好きになった私は、当時日本の企業からボリビアに派遣されていた主人と知り合い結婚し、今もボリビアに住んでいる。今は通訳・翻訳の仕事をしながら、様々な国際協力の分野に関わらせていただいている。活動の場も、協力隊時代を過ごした低地熱帯地域のサンタクルスだけではなく、渓谷地域、高地高原地域とボリビア全土に広がっている。地域が違えば民族が違い、そして習慣や考え方も違う。

　国名が示す通り、正にボリビアは多民族国家であることを実感させられる毎日だ。しかし、どこに行っても日本人に対する評価は高く、今までの協力に対する感謝とこれからの協力への期待の言葉を耳にする。これまでボリビアには数多くの協力隊が派遣されてきたが、一人一人の思いは確実にこの地に、そして人々の心の中に残っていると思う。35年にわたる諸先輩方の努力に感謝するとともに、これからの50周年、100周年の協力の足跡を作っていくことの一部を担えることへの感謝の思いと、自覚を持って、日々自分ができることを地道にやっていきたいと思う。

　私を人間的に育んでくれたボリビアの大地と人々に感謝しながら、これからも前に進んでいきたい。

チェ・ゲバラと日本病院

三好　知明

独立行政法人国立国際医療研究センター

　チェ・ゲバラがその志半ばにして、ボリビアで処刑されたのは1967年のことで、場所はサンタクルス市から約300km離れたバジェグランデ町に近いイゲラ村であった。バジェグランデの公立病院の院長は日本病院外科レジデントプログラムの卒業生で、ここには研修などで何度か訪れたことがあったが、この敷地内にある洗濯小屋はチェの遺体が一時、置かれていたところで、遺体の安置された洗濯台が今でも残っている。

　その後、偶像化を恐れた政府が埋葬場所を隠したため、チェの遺骨が発見されるのは、処刑からちょうど30年後の1997年。チェは他のゲリラ兵士とともに極秘裏に埋葬されており、その証言がやっと得られたのである。

　遺骨は身元同定のためサンタクルス市・日本病院に運ばれ、急遽、アルゼンチンなどから法医学専門家が招集された。決め手となったのは頭蓋骨や歯形のようであるが、判定までの数日間、日本病院では連日、記者会見が行われ、中央からも保健大臣をはじめ多くの要人が来院した。また、CNNやBBCなど国際的な報道機関からも取材班が大勢押しかけ、あたかもお祭りのような日々であった。日本病院院長は「これで世界的に有名な病院になった！」と、とてもご機嫌であった。

　折から、日本病院では「サンタクルス医療供給システムプロジェクト」が実施されており、私はそのチームリーダーとして赴任し

ていたが、プロジェクト責任者として、解剖室に入る機会を得たのである。

いつもはあまり使われることもない解剖室の壁には、チェの写真が飾られており、解剖台には確か4体の遺骨が綺麗に洗浄され、整然と並べられていた。すでに同定も終わっており、示されたチェの遺骨の骨格は心なしか他に比べて太く、とくに頭蓋骨はしっかりと存在感があり、あの肖像画を彷彿させるものであった。チェの冥福を祈るとともに、この情景をしっかりとまぶたに焼きつけて、解剖室を後にした。

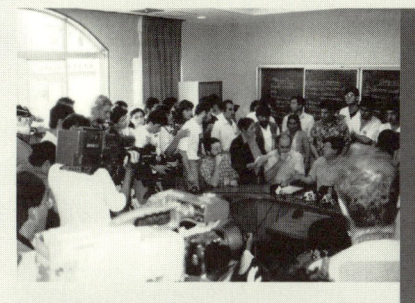

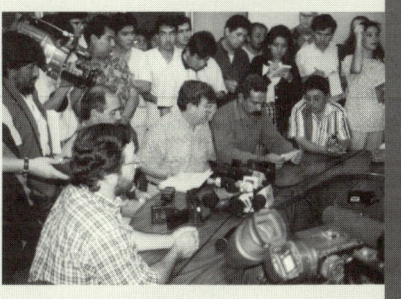

▲チェ・ゲバラ遺骨同定について、保健大臣を交えての記者会見(1997年7月7日、日本病院)

　チェの理想は高く、貧しいながらもどこかのんびりとして悲壮感の乏しいボリビアでは、残念ながら、キューバのような人民革命は実現しなかった。ただ、裕福なアルゼンチンの家庭に生まれ、医師となったにも関わらず、その理想実現のため他国に一生を捧げたチェの生き様を思うとき、国際医療協力の目指すところもどこかではチェの理想に交差するのではないかという思いがよぎった。すでに17年が経過するが、あのときのことは私の一つの原点として今も胸に蘇えってくるのである。

第 **4** 章
沖縄から
オキナワへ
希望をつなぐ

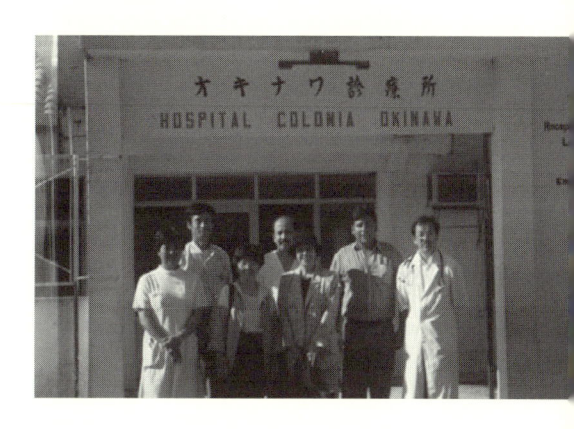

サンタクルス地方公衆衛生向上
プロジェクト─発端と経緯─

平良　健康

1 ｜ミニプロジェクトのあらまし

　1996年6月18日、ボリビアの首都ラパスの政府庁舎でプロジェクトのミニッツ（協議議事録）署名式が執り行われました。その協定文書には、「ボリビア国サンタクルス州ワルネス郡公衆衛生向上計画における技術協力（Technical Cooperation for the Project of Public Health Improvement, in Warnes Province, Santa Cruz State in the Republic of Bolivia）」の名称が、署名欄にはJICAボリビア事務所長の川上徹氏ほか、ボリビア政府財務省副長官のLic. Juan Carlos Aguilar、人材開発省保健長官のDr. Oscar Sandoval、サンタクルス州（当時、以下「サ州」）知事Mr. Julio Leigue Hurtado、ワルネス市長Mr. Alfred Moreno、関係各位の氏名がありました。署名立会には、JICA派遣事業部の髙橋悟氏、沖縄国際センター（以下「OIC」）加藤進所長、沖縄県からは私（環境保健部次長）と、保健指導官の金城英子氏、予防課係長の仲宗根民男氏らが参席しました。JICA派遣事業部「ミニプロ事業の手引き」において定義される協力形態が動き出したのです。

　実質的にミニプロを推進する担い手となったのは沖縄県の保健医療関係者でした。期間は1996年11月1日から1999年10月31日までの3年間で、実施場所はワルネス。その目的は母子保健と寄生虫制圧を焦点においたプライマリヘルスケア（以下「PHC」）教育、寄生虫検査活動を通して人材育成や技術移転をはかることでした。技術協力の妥当性などは次

表の通りです。

表1　妥当性

1	ボリビアの公衆衛生指標において妊産婦や乳幼児の死亡率が南米諸国の中で悪く、とくに都市よりも農村部で悪いこと
2	これらの問題は日常生活に根差すので、根本的な解決のためには、PHC活動を通して地域の人々に健康教育を行う必要があること
3	沖縄県は亜熱帯という悪条件の中で感染症を克服してきた長年の経験があり、国際協力の適格なパートナーになりうること

表2　技術協力の具体的範囲

1	公衆衛生の重要な課題として疾患の予防に力点を置いて、地域の人々を教育すること
2	ボリビアのカウンタパート（以下「C/P」）スタッフが適切な医学的検査を行えるように技能を向上させること
3	PHC活動を強化し、それがシステムとして持続するよう組織化すること

表3　日本政府の取るべき協力事項

1	日本からの専門家派遣
2	機材供与
3	ボリビアのC/Pの日本での研修

　日本からの長期専門家派遣は、PHC1人、保健教育など公衆衛生分野1人、検査技師1人のチームとし、短期派遣では、疫学調査1人、看護教育1人、視聴覚機材教育1人の枠を目安に、状況に応じて可変としました。

2 ｜なぜミニプロは立ち上げられたか？　なぜワルネスか？

　太平洋戦争の沖縄戦は激しい地上戦によりおびただしい人命を喪失、社会基盤の焼失破壊をもたらしました。しかしそれだけでなく、敗戦の負の遺産として米軍統治と基地建設を後世に残しました。朝鮮戦争後、基地建設のため用地接収が本格化し、住民は居住地を追われ、生活は苦境にありました。「沖縄から出たい。逃げ出したい」と、当時の閉塞感につつまれた若き日の思いを、具志堅興貞氏はその著『沖縄移住地　ボリビアの大地とともに』の中で綴っています。

　1954年6月、琉球政府とアメリカ政府は第1次ボリビア移民を送り出し、8月、サ州ワルネス郡（当時）東部の未開地に入植を開始。移住地を三転するなど苦難の歴史を刻みながら、以後19次まで移住が続きました。

　1994年にオキナワ移住地40周年の記念行事が行われ、これに関連してJICAは1993年5月に沖縄県の協力を得るべく「ボ国に対する国際協力について（ミニプロ事業）」として調整をしたことが、沖縄県知事公室から環境保健部宛て文書（総国第252号平成6年9月27日）に示されています。沖縄県の対応として、「……県の三次振計で掲げる『我が国の南の交流拠点の形成』の趣旨に沿うものであり、……『ボ国移住40周年記念事業』の一環として、本県からボ国へ専門家派遣を行うことは国際協力はもとより移住社会の発展に寄与することが多々期待できる」と位置づけ、また「……本県にとってボ国移住は、琉球政府による計画移住であったことから、他の国（伯、亜等）とは性格を異にする」とも述べています。

　一方、JICAボリビア事務所はワルネス地域の実地踏査を行い、ワルネス郡衛生部長ルイス・フスティニアーノ医師の面談において、衛生局の重点活動は、水、トイレ、生活向上、公衆衛生、母子保健分野であり、ミニプロとして、母子保健、感染症分野を希望すると、1994年2月18日付の調査報告（熊野明所員）で述べています。

3 | 調査団のワルネス訪問

　1996年2月7日、JICAは大田昌秀知事にボリビアへの調査団派遣を依頼、同年3月4～15日に要請背景調査団がボリビアへ送られました。団員は環境保健部の私（医師、公衆衛生、保健医療行政総括）、看護協会副会長の新里厚子氏（保健婦、保健衛生教育）、感染症係長の沖山隆雄氏（公衆衛生、保健医療行政）、およびOIC関係者から成ります。

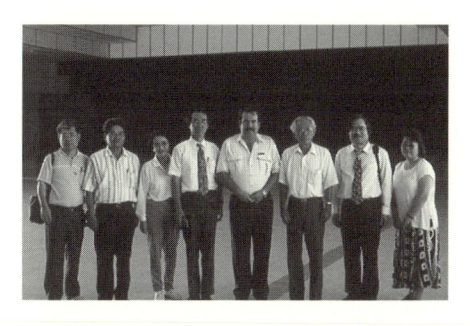

▲要請背景調査団がオキナワ移住地を訪問。フスティニアーノ医師（中央）、具志堅興貞氏（右から3人目）、筆者（右から2人目）、新里厚子氏（左から3人目）ら

　JICA本部で派遣事業部の上島篤志氏より委嘱状交付。3月5日、到着したラパス空港は富士山より高所にあるため、低酸素症に悩まされました。JICAボリビア事務所で川上徹所長、金城次長から情報を得ました。翌6日、ボリビア政府保健庁、財務庁を表敬、日本で研修を受けた人材が帰国後に研修内容を活かせる組織体制に配慮を求めました。夕刻にはサンタクルス市へ飛び、翌7日は、JICA支所で本田宣興支所長らから現地情報を得ました。日本ボリビア協会（以下「日ボ協会」）の具志堅興貞会長、コロニア沖縄農牧総合共同組合（CAICO）久高将行支配人を表敬し、午後日本病院を訪問。8日はサ州庁を訪問、保健部長アルフレッド・ロメロ医師を表敬。衛生部次長のフリオ・メンデス医師から感染症疫学情報の説明を受けました。この席でワルネス郡保健部長のフスティニアーノ医師に面談。両医師の案内でワルネス市を訪問しました。モレノ市長、日系オオクボ・シゲアキ市議会議長は好意的でミニプロに協力を惜しまない姿勢でした。派遣専門家の活動拠点となる郡保健部、ヘルスポスト建屋が整備される見通しも得ました。その後、サトウキビ病院、オキナワ移住地を訪問。移住地

の診療所は設備も整備され、井上ホルヘ院長からは慢性疾患の現状をうかがいました。日ボ協会も経営を負担するミクロホスピタルは隣接集落にあり下痢症患者が収容されていました。

　9日は神谷利明医師と病院で面談。前日に続き両医師案内で隣接集落を踏査し、ヘルスポスト数か所を見て、アスザキ（Azuzaqui）というグァラニー族の村落では住居生活を実見。人々に伝統的な薬草療法があること、トイレはないか、あっても簡単なものであること、水源は広場中央に共同井戸を持つが自然河川にも依存すること、寄生虫症が多い環境などを見ました。11日、ラパスのJICA事務所、大使館を訪問し視察経過を報告。竪山道助大使との話の中で「……ボリビア住民には移住地の所有権を主張して係争する者がいるが、そんな状況で（ミニプロを）する必要があるのか……」との問いかけに、移住地の安定のためには周囲住民の支援が必要と考えている旨を伝えましたが、大使の発言の真意が解けたのは、後年、具志堅興貞著『沖縄移住地〜』の中で、このとき、大使が移住地を視察し問題を把握した直後であったことを知り得たときでした。

4 ｜ 専門家の派遣、進行、そして事後評価

　専門家として県職員を派遣するには悩ましい問題がありました。しかし保健師スピリットに裏打ちされて、長期では山城昌子氏、宮城幸子氏、短期では福盛久子氏が引き受けられました。医師派遣には難渋しましたが、音楽家アルベルト城間氏の父君で沖縄県系ペルー人の医師である城間盛己氏に委嘱するに至りました。臨床検査技師は寄生虫検査の技術移転を担うに適任の金城進氏が引き受けられました。氏の熱意はミニプロ終了後も年余にわたり、サ州に滞留して技術移転を続行し人々を賛嘆させました。ボリビアから日本へ多くのC/Pが訪れ、県看護協会を通して研修を受けました。ミニプロながらボリビア喫緊の保健課題に応え、人材育成、技術移転に徹し、モデル地域を設定して住民に触れながらすぐ役立つ健康教育システムを作りあげるなど、費用対効果からみても優れた協力モデルが構築

されたと考えられ、関係各位の御苦労に謝意をささげたいと思います。

| 参考文献
(1)コロニア・オキナワ入植40周年記念誌編纂委員会　委員長　宮城徳昌編集『うるまからの出発─コロニア・オキナワ入植40周年記念誌─』オキナワ日ボ協会，1995
(2)具志堅興貞『沖縄移住地　ボリビアの大地とともに』沖縄タイムス社，1998
(3) Encuesta Nacional de Demografia y Salud 1994,Instituto Nacional de Estadistica, La Paz, Bolivia

プロジェクト立ち上げに向けた調査

新里　厚子

1 ｜ 調査を始めるにあたり

　1996年保健所を退職後、沖縄県看護協会でJICA沖縄国際センターの委託を受けて、海外医療関係者研修員の受け入れ事業を担当していた私に、県から「サンタクルス地方公衆衛生向上プロジェクト」調査メンバーとしての参加要請があり、喜んで受託しました。

　調査団員は、県環境保健部次長の平良健康氏を団長に、県予防課係長の沖山氏、沖縄国際センター推進室長の比嘉伸好氏に私の4人で構成され、出発準備が急ピッチで進められました。

　調査の目的は、ボリビアの下痢症や寄生虫症対策、母子保健の状況など保健医療事情の把握や、住民の生活実態把握のためのフィールド調査および本事業に対するボリビア関係者との協議等でした。

　3月4日の出発に先立ち、東京JICA本部で専門家派遣調査（保健衛生）の委嘱状をいただき、那覇・東京・ダラス・マイアミ経由で現地の3月5日首都ラパスに到着。ラパスJICA事務所の出迎えを受けて、日本大使館を表敬した後に本格的な活動開始となりました。

　実際の現地調査に入る前に、首都ラパスでは、政府関係機関である大蔵省・保健省・持続開発環境庁の医療担当官や医療調整官との協議を行い、サンタクルス県では、人的開発庁局長、保健局長、保健部長等を表敬。ワルネス市では、市長、市議会議長など大勢の方々と直接面談しました。本事業に対する現地当局の取り組みについて種々協議しましたが、本事業の推進についての理解を得ることに多くの時間を要したように思います。

関係団体としては、サンタクルスの日本病院、サトウキビ病院、オキナワ移住地診療所、沖縄日本ボリビア協会、ミクロホスピタルが3か所、ヘルスポスト6か所を訪問しました。
　フィールド調査（生活実態調査）は、現地住民の居住する6部落（クララチュチィオ、リアサンチエス、ラスガマス、アスサキラ、カルメンデアスサキラ、ヌエボオリゾンテ）、オキナワ第1、第2、第3の各移住地を訪問しました。

2 | 調査の実際

　フィールド調査は主に土、日曜日に行いましたが、調査対象となったワルネスの村は、サンタクルス市内から遠く離れた広大な地域で、早朝から日没までとハードな調査でした。しかし、調査日が土日にも関わらず、ラパスの日本大使館の書記官と、サンタクルス県の保健部長のフリオ・メンデス氏も終日同行し、案内役を務めていただくなど、賑やかで充実した調査になりました。
　村々は樹木の生い茂った平野に点在しており、ほとんどの住居は、ヤシの葉のような草葺きで、家の周囲は草むらが多く、集落によって生活に違いを感じました。ある村でのことですが「トイレはどこですか？」と尋ねると、「このあたり一帯の草むらは我が家のトイレだ」と平然とした答えが返ってくることもありました。生活用水は、井戸または1本の配水管を中心に得ており、子どもたちがバケツを頭に乗せて水運びをしている様子は、オキナワ移住地の方々が、これまで幾多の苦難を乗り越えて繁栄をもたらした生活環境に比べるとその格差の大きさに驚くばか

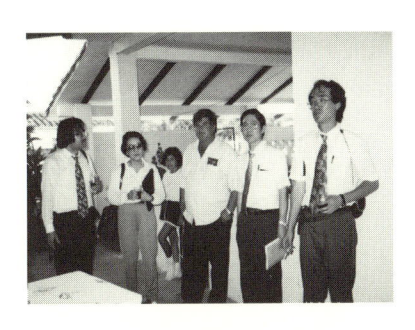

▲ホスピタルでの調査の様子

りでした。

　外国の援助資金で造られたという赤レンガ造りのヘルスポストは、集落の中で目立つ存在でしたが、内部は荒れ放題で医療関係施設とは到底思えぬ状況に思わず唸ってしまいました。一人の准看護師が家事の傍ら、職員として働いているとのことでしたが、このように文化や価値観の違う民族を対象に、公衆衛生の向上のためにはどのような支援が可能なのか、一抹の不安が胸中を過ぎりました。

　オキナワ移住地の病院では、当時の院長の井上先生をはじめスタッフの皆さん、さらに、日ボ協会の具志堅会長と役員の方々10数名の出迎えを受け感激しました。

　昼食に出された数々の料理の中で、ぜひにと勧められた蒲焼も美味しくいただきました。後でその蒲焼の正体が「ワニ」だと知らされびっくりしました。朝、裏の川で捕獲したとのことで、調理後の残された頭部や皮を見せてもらい、改めてオキナワ移住地が大陸のど真ん中にあることを実感しました。

　調査がほぼ終了した7日目、団長は日帰りでラパスに飛び、日本大使館（堅山大使）やJICA所長へ報告に行きました。翌最終日には、調査結果にもとづいてサンタクルスJICA支所やワルネス市長および関係職員との詰めの協議に多くの時間を要したように思います。

　晩は、団長主催の懇談会が持たれ、参加した大勢の関係者と本プロジェクトの成功を願って親しく懇談しました。懇談会には、沖縄県での研修を修了したサンタクルス県内の帰国研修員の皆さんも駆けつけてくださり、再会の喜びを分かち合いました。また、本事業への協力を快諾してもらい大変有意義な会となりました。

　最後に、この背景調査が、ラパスJICAの川上所長、金城次長はじめ多くの職員およびサンタクルス支所の本田所長、牧田次長、中島職員の皆さんの全面的な支援を受けて実施できたことに改めて感謝を申し上げます。

サンタクルスの日々

国吉　秀樹

1 ｜ なぜ私が短期専門家に？

　沖縄県福祉保健部が担当していた「サンタクルス地方公衆衛生向上」ミニプロジェクトで、私は短期専門家として少しだけお手伝いしました。ミニプロは事前調査を経て 1996 年からスタートしていましたが、私が参加したのは 1 年が経過しようとしていたころになります。

　ミニプロは 3 人の長期専門家で進められていたのですが、県が投入する最初の短期専門家のチームの一員として指名されたので、かなり緊張したことを記憶しています。

　当時私は 30 代前半で、公衆衛生医師としての経験が浅い方でしたから、短期専門家の重要性を考えると、沖縄県としても苦心の人選だったのでしょう。派遣の時期まで 1 か月ないころでしたので、おそらく担当された事務方は相当苦労されたのでしょう。

2 ｜ 準備とユーティリティ

　ここに A4 用紙 1 枚（次頁参照）に収まるミニプロの最初の PDM（プロジェクト・デザイン・マトリックス）があります。私の活動は、結局これを作成したことに尽きると言っても言い過ぎではありませんでした。

　先に述べましたように、行くことが決まってから派遣までの時間が大変短かったことから、自分に何ができるかをイメージするのにかなり苦労しました。その当時はミニプロの国内委員会さえなかったので、事前調査に

プロジェクト・デザイン・マトリックス	タイトル：ワルネス郡公衆衛生向上ミニプロジェクト		資料1
	期　間：１９９６年から３年間　　対象国：ボリビア		27.Nov.1997

Summary of Objectives/Activities	Objectivery verefirqable indicators	Means/sources of verification	Important assumption
Overall Goal to which project contributes ワルネス郡公衆衛生の向上	5歳以下の小児の死亡率が10％低減する（1996年に比較して）	全国保健統計 ENDSA（？）	サンタクルス県が公衆衛生向上への優先度を変更しない
Project purpose 母子保健を中心としたP.H.C活動ができる	母子保健について知っている母親の割合の50％の増加（'96比）	推進員報告（フォローアップ調査？）	ワルネス郡、サンタクルス県が活動を認知し予算化する（国への報告書を提出する）
Results/outputs 1. 人口動態統計を活用できる 2. 健康教育、相談の恒常的体制ができる 3. 地区組織が活動できる 4. 母子健康手帳が活用できる 5. プロジェクト運営が適正に管理される	1. 推進員報告が年間3回以上なされる 2. 教育・相談回数が年間6回 3. 健康展の自主開催が年間2回 4. 母子健康手帳への検診記録が70％以上の人になされる	1. 地区家族台帳 2. 教育・相談記録 3. 同上 4. 母子健康手帳	地区住民の受け入れ感情が悪化しない

Activities
1. 人口動態統計の活用
　1-1　人口動態統計基礎調査
　　1-1-1　地区家族台帳整理
　　1-1-2　住民マッピングの作成
　1-2　人口動態調査の活用
　　1-2-1　地区推進員による報告体制
　　1-2-2　ミクロホスピタルでの統計管理
　　1-2-3　新生児訪問等への活用体制
2. 健康教育、相談の体制づくり
　2-1　地区の健康問題の把握
　　2-1-1　生活基礎調査の実施・分析
　　2-1-2　基本健康診査の実施・教育
　　2-1-3　家庭訪問での家屋、生活調査
　　2-1-4　看護職との家庭訪問
　2-2　地区保健医療従事者のトレーニング
　　2-2-1　カウンターパート沖縄研修
　　2-2-2　看護教育（カウンターパート、准看）
　　2-2-3　臨床検査教育（カウンターパート）
　　2-2-4　地区の健康問題連絡調査会設置
　2-3　健康教育・相談の環境づくり
　　2-3-1　ミクロホスピタルの教育・相談日の設定
　　2-3-2　教育・相談記録様式の整備
　2-4　健康教育、相談の実践
　　2-4-1　寄生虫、貧血陽性者への投薬・教育
　　2-4-2　栄養教室、栄養相談
　　2-4-3　母子健康手帳作成、活用
　　2-4-4　健康カレンダー作成、配布
　　2-4-5　トイレット設置の改善（モデル）
　　2-4-6　地区水質検査・教育
3. 地区組織活動の育成
　3-1　地区母子保健活動マニュアルの作成
　　3-1-1　検診・教育・相談のチャートづくり
　　3-1-2　母子保健活動評価の指標考案
　3-2　地区組織の育成
　　3-2-1　先生の会、母親の会の育成
　　3-2-2　教育用テキストの作成
　　3-2-3　地区推進員の教育
　　3-2-4　地区学習会の開催
　3-3　地区組織活動の普及、啓発
　　3-3-1　マスコミでの広報
　　3-3-2　地区健康展の開催
　　3-3-3　地区セミナー、ワークショップ開催
　　3-3-4　医師会、看護協会での研修
　　3-3-5　教育用AV機材の整備

(Important assumption)
1. ワルネス郡担当者の固定
2. ワルネス郡担当者の身分保証
3. 意欲ある地区推進員の派遣
4. プロジェクト運営の県支援
5. 効果的な短期専門家の投入
6. 教育を受けた関係者の定着

前提条件（pre condition）
1. ミニッツの遵守
2. 沖縄県からの定期的連絡、指導
3. 日本政府（JICA）の方針変更なし

懸案事項
1. 第3国援助（ブラジル？）
2. シャーガス調査の問題
3. 保健婦の役割の過多？

▲ミニプロの最初のPDM

行かれた先輩らを片っ端からお訪ねし、話を聞くということを繰り返しました。焦ったのは、いくら聞いても、ミニプロ全体のゴールとするところと、今現在の活動がこれにどのように結びつくのかというのが、どうしてもイメージできなかったことです。それで、その辺は諦めて現地に行って

から聞くこととし、国際保健の経験豊かな上司である比嘉政昭所長の「人々の1日の暮らしをよく理解できるまで見ること」というアドバイスだけを持ってボリビアへ向かいました。

　ただし、それだけではやはりノーガード過ぎるので、国立公衆衛生院での国際保健の研修で教わったProject Cycle Management手法のプリントを2枚持っていきました。

3 | PDMができるまで

　ワルネス事務所での私の当面の仕事は、先年なされていた生活実態調査と寄生虫検査の少し詳しい解析とプレゼン資料作りでしたが、これはそれほど難しくありませんでした。問題はやはり、プロジェクト全体の「見える化」だと判断しましたので、同じ短期専門家で同行した2人の先輩保健師、また長期専門家の3人のメンバーで毎日活動が終わってからの夕方に、揃ってミーティングを行うことを提案し、実行してもらいました。とにかく毎日です。いろいろな事情で夕方に集まれないときは朝にやりました。今考えると、メンバーで最年少の私の提案をよく聞いていただけたものだと感謝していますが、それだけそのときの私も真剣だったということでしょう。初期のミーティングは、主に長期専門家一人一人の活動を細かいところまで説明していただき、活動の全体を列挙してから目的ごとに並べ、成果の指標を後づけで考えるという、私がモデレーター役のワークショップのようなものでした。2週間後あたりになって、ようやく活動全体を説明できるPDMができあがり、スペイン語にも訳してもらい、やっとミニプロ全体が明確に示せるようになりました。

　これは幸い、多くの関係者に評価していただきました。

　本来こういった作業は、プロジェクトを始める前になされますが、今回はこのタイミングになりました。そのとき、そのときの事情がありますので、これは仕方のないことでした。

　このPDMを手に帰国後、県など関係者にもプロジェクトの全容を説明

し、頑張っている長期専門家の正しい評価につながったこと、これ以降の短期専門家の基礎資料になったことはよかったと思います。さらにバックアップ体制の強化の必要を訴え、福祉保健部で国内委員会も作ってもらいました。

4 | 最後に

　既述では、まるで事務所に閉じこもった仕事ばかりしたようですが、もちろん活動地区には行きましたし、家庭訪問やインタビューもでき、大変貴重な経験が得られました。また、仕事以外でも、他のプロジェクトの専門家との交流など、とても楽しく印象的な派遣期間でした。

　最後にぜひ触れておきたいのが、ボリビア移住者1世の方々とのお付き合いです。私たちへの激励だけではなく、活動内容への示唆、また協力をいただき、先輩方なしでは、とうてい所期の成果は望めなかったと思います。本当に感謝しております。

長期派遣専門家との二人三脚

福盛　久子

1 ｜ 後任保健師の確保に奔走

　1994年8月、沖縄県知事がボリビアの県民移住地入植40周年式典へ出席し、この記念事業を契機に県として、さらに入植地の支援を進めることになりました。

　県では JICA との協議を経て、公衆衛生向上のミニプロジェクトが提起され、1996年から3年間、国際協力事業の一環として人材を派遣しました。当初県としては、移住地限定の支援を目指していましたが、周辺地域の公衆衛生向上も図ることになり、間接的ではありますが「移住地住民の健康福祉向上に寄与できる」との位置づけでスタートしました。

　一方、看護協会においては同年、行政、医療・保健などの代表者から構成される「沖縄県看護協会海外研修員研修計画検討委員会」が設置されました。研修計画や内容などについて検討することが目的で、ボリビアなど海外研修についても提案した結果、受け入れすることとなりました。当時本庁勤務であった私の役割は、プロジェクト立ち上げ時から長期派遣専門家としてボリビアで活動している山城昌子保健師の後任の確保でした。

　そこで、120名余の全保健師に打診しましたが派遣先がボリビアとあってことごとく断られてしまいました。

　そのため同年4月の人事異動で、沖縄本島から400km離れた北大東村に赴任していた宮城幸子保健師へ再打診するとともに、ご主人にも懇願しました。ご主人は、今は北大東村、今度はボリビアかと激怒していましたが、その後宮城さんから内諾の連絡があり、飛び上がって喜んだことを覚えて

います。1997年10月、宮城さんがボリビアに赴く際、私も同行しました。訪問の目的は前任者の1年間の活動評価、2年目の活動計画、公衆衛生活動のカウンターパートへの技術移転などを含め、円滑な事務引継ぎと現地での公衆衛生看護活動やワークショップなどを行うことでした。

2 | 短期派遣中の活動

当地で実施しているプロジェクトは広大なワルネスにモデル2地区が設定され、沖縄県の駐在保健師活動と同様、地域を中心にハイリスク者の家庭訪問、住民を対象とした健康相談、乳幼児相談などが行われ、適正な活動が展開されていました。

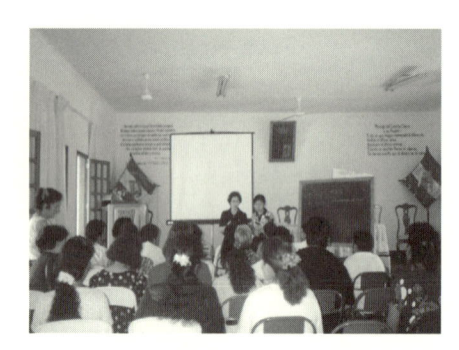

▲ワークショップ中の筆者

宮城さんの活動は、インフラ未整備・交通事情の厳しい環境下で医療および保健活動を担う看護職への現任教育、公衆衛生看護活動の実践や技術移転などで、大きな役割がありました。

滞在期間は、宮城さんとともに住民へヘルスポストの利用方法、病気の発症予防・健康的な生活習慣に努めることの大切さなど、啓発を中心に活動しました。

一方、ワークショップでは帰国研修員および現地看護師に、沖縄の公衆衛生看護活動で踏襲された「ウィリアム・ラスボーンの12の原則」を踏まえた活動を紹介するとともに意見交換を行いました。話し合いの中から、現地の看護職も病院中心の活動から地域に目を向ける大切さを実感しているようでした。

約3か月の短期派遣ではありましたが、広大なボリビアのサンタクル

ス地方オキナワ移住地で県人の皆さんの活躍にも触れ、また、自治会・婦人会との交流もでき、県人同胞のつながりの深さを実感しました。さらに日ボ協会では移住の際持参した石臼やバーキなど民芸品が保存され、沖縄の文化が異国の地で脈々と継承されていることにも感銘を覚えました。

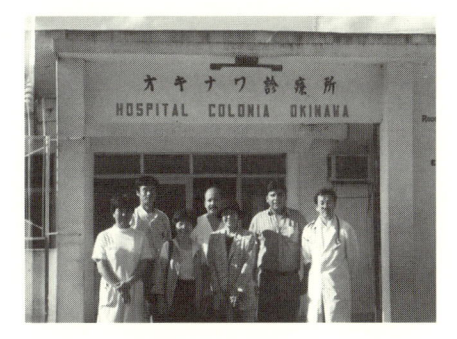

▲オキナワ診療所とスタッフ

最後に、ご支援いただいた関係各位に厚く御礼申し上げます。

沖縄県の協力と終了時評価

金城　マサ子

1 ｜ 沖縄県の協力体制

　沖縄県福祉保健部に、部内関係課長、保健所長会会長、県看護協会会長および臨床検査技師会会長で構成する「ボリビア国ワルネス郡公衆衛生向上プロジェクト支援委員会」が設置されました。担当係（保健師）を通して、現地専門家とメールやFAXなどで随時情報交換を行い、課題を共有した上で、次期派遣専門家の人選や研修員受け入れの日程調整、研修内容の確認などの支援が行われました。3年間のプロジェクト実施期間中に4名の長期専門家（県保健師2名、検査技師1名、医師1名）と8名の短期専門家（県医師4名、県保健師3名、視聴覚専門家1名）を派遣し、5名のボリビア側カウンターパート（医師2名、臨床検査技師1名、看護師2名）を研修員として受け入れました。

2 ｜ プロジェクト活動の展開

　プロジェクト開始時はボリビアの政権交代の影響で、活動拠点の建設が遅れたり、各専門家へ対応するカウンターパートが配置されなかったり、配置されても給料が支払われないなど、プロジェクトの進展を減速するような状況が起こりました。派遣専門家の中でリーダーを決めることが遅かったことで、混乱も生じたようです。しかし、地域保健協力の相手は保健医療従事者だけではありません。PHC活動は、住民一人一人の健康に関する意識変革とそれにともなう行動変容が大きな効果を生み出します。

パイロット地区の一つであるヌエボオリゾンテ地区はオキナワ移住地に接しており、住民は移住地へ労働力を提供しています。彼らはオキナワという言葉に対して信頼を示し、当プロジェクトの開始にあたり抵抗はなく、積極的な協力が得られました。また移住地からの協力、援助も大きいものがあり、専門家たちの活動は確実に住民に浸透していきました。

　具体例の一つとして、あらかじめ実施した生活実態調査の結果を寄生虫の保有状況や貧血の有病状況などの検査結果と関連づけて衛生教育を実施しました。このことは、検査結果を通して自分の健康状態を考えるきっかけとなり、地域住民の意識変革をもたらしました。プロジェクトの巡回車輌がくると、裸足で遊んでいた子どもたちが家の中から履物を取り出して履くようになりました。

　地区単位の調査結果報告会は、地域の健康課題を浮かび上がらせ、地域での環境改善の取り組みへとつながっていきました。移住地の協力もあり、空き地を活用した農園づくりや栄養改善のための料理講習会など母の会の活動が活発になりました。学校を拠点に開催された健康展は、住民参加の健康向上・健康教育の一大イベントになっており、視聴覚教材専門家が住民をモデルに作製した衛生教育用ビデオの前では、子どもから大人まで大勢が食い入るように画面を見ていました。

　あまり活発でなかった従前の地区連絡会議は健康生活向上連絡会に名称が変わり、役員が選出され、定期的な清掃の日の設定、トイレの設置など生活環境改善の取り組みが組織的に行われるようになりました。地区組織活動の自立発展が公衆衛生向上の基本であり、わずか2年で健康生活向上の課題を地区全体で共有できる状況にまで達することができたのは大きな成果でした。

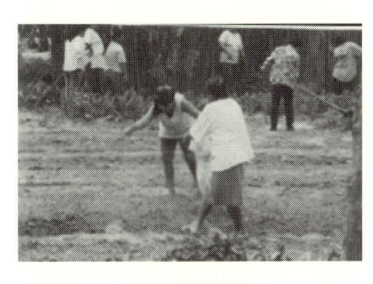

▲母の会による家庭菜園作り

3｜終了時評価調査

　1999年8月30日から9月13日まで、当時のJICA地域部準備室南米グループ長の高野剛氏を団長とする5名の終了時評価調査団が、現地へ派遣されました。評価団はサンタクルス県保健部およびワルネス市と合同でパイロット地区へ足を運び、地域住民の声を直接聞き、当該プロジェクトが住民の衛生向上に及ぼした影響について調査しました。また、派遣専門家やカウンターパートから活動の現状や問題点について聞き出しました。同様にワルネス市役所関係者、地方行政関係者との意見交換会議を開き、行政側の意見を聞き出しました。

　長期専門家とともに活動してきた4名のカウンターパートはヒアリングの際、プロジェクトによって起こった変化について、次のように語りました。

　看護師フローラとイルダは、「帰国研修生の協力のもとに准看護師の教育が強化された結果、保健推進員のマニュアルが作成され、85人の保健推進員が育成できました。彼女たちによって人口動態調査が行われるようになっています。また、母の会や健康向上連絡会議などの地区組織活動が定例化され、積極的に活動が行われています。母子保健活動の変化としては、母子健康手帳が活用され、これまで身長や体重測定だけであった乳幼児健診の場で、看護師、医師が保健指導をするようになりました。母子手帳は母親が大切に保管しており、妊婦相談を受ける人が増加しています。家庭訪問も実施されるようになりましたが、これらは低コストで実施可能なため、ワルネス全体に広げていくことを考えています」と。

　検査技師シーシーは、「検査活動は寄生虫、貧血、生化学、飲料水の検査を実施してきました。予防教育のためパンフレットを作成し、すべて地域に出向いて活動してきました。トイレ設置も進んでいます。生活習慣を

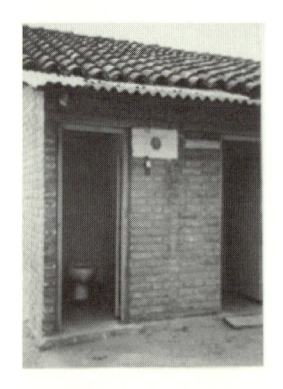

▲日本とボリビアの両国国旗のついたトイレ

変えるにはこのような活動の積み重ねが大切であり、他の検査室もこのような活動をしてもらいたいです」と報告しています。

　サンタクルス県からプロジェクトリーダーとして配置されているセラーテ医師は、「このプロジェクトには大きなインパクトがありました。まず、地域住民の参加があり、PDM に沿った活動です。ボリビア国家保健戦略5か年計画に比べてコストが安く、効果的な活動です。PHC 活動を通して母子保健活動を行うというボリビアの貧困対策の目的にも合致しており、ワルネス市、保健所、県保健局にも変化がありました」と述べました。

　日本側とボリビア側は合同で評価した結果、本協力は全体として成果を挙げ、成功裡に終了したとの認識で一致し、ミニッツをとりまとめました。

4 ｜ 終了時評価結果の要約（報告書から引用）

(1)実施の効率性

　プロジェクト開始後の政権交代によるスタッフの異動があったものの、投入が適切な規模・時期で行われ、また、技術移転が確実に行われ、市や県が同プロジェクトを自らの事業として継続発展させていく意志を示すなど、3年間のプロジェクトとしては効率よく実施された。

(2)目標達成度

　プロジェクト開始1年後に策定したPDMにある指標に照らして言えば、おおむね所定の成果を挙げることができた。

(3)効果

　上位目標の成果を数値で示し得るにはさらに時間を要するものの、地方行政に PHC の重要性と効率性を認知させた結果、行政レベルで PHC 活動が継続されるようになり、さらに健康・公衆衛生問題に対し地域住民が一体となって取り組んでいく姿勢が芽生えた。

(4)計画の妥当性

　ボリビアにおいて地方公衆衛生向上は現在なお最重要政策課題の一つであり、当該プロジェクトは十分に妥当性を持つ。また PDM 内容も適切である。しかし中間評価という形での PDM 見直しは行われなかった。

(5)自立発展性

　県保健部が PHC 活動普及を計画し予算措置があること、また、技術移転も十分であり、財務的、物的、技術的には大きな支障はない。ただし人事異動が激しく組織的持続性に不安が残る。

5 ｜ 終わりに

　ボリビアのオキナワ移住地訪問時、日ボ協会具志堅会長から「ワルネス・プロジェクトは沖縄移住者の誇りである」との激励をいただきましたが、移住地の支援の一環として位置づけられてスタートしたこのプロジェクトは、移住地の皆様の暖かい支援のお陰で遂行できたものと思います。また、JICA ボリビア事務所、サンタクルス支所をはじめ、関係機関の皆様には多大なご指導、ご協力をいただきました。心から感謝申し上げます。

プライマリヘルスケアの基盤整備

山城　昌子

1 ｜ プロジェクトの立ち上げ

　ボリビアのサンタクルス地方公衆衛生向上プロジェクトが、現地でスタートしたのは 1996 年 11 月 1 日でした。成田を出発して 1 日遅れの現地時間朝 8 時ごろにボリビア・ビルビル空港に到着。頭もボーッとしたまま、サンタクルスの JICA 事務所を訪れたのが 10 時ごろ。小牧次長のオリエンテーションが手短に行われましたが、ほとんど頭に入らない状態でした。

　このプロジェクトの特徴は、3 年間の限定された期間と予算、それに長期専門家として、医師、検査技師および保健師の三者チームで構成された活動でした。また、プロジェクトの進捗状況に応じて、短期専門家の派遣も可能であり、支援の方法・内容なども充実強化する方針が関係者間（JICA、沖縄県、沖縄県看護協会）などで検討されていました。さらに、沖縄県での話し合いの中で、相互に確認されたことは、次のような内容でした。ワルネスのモデル地区で「母子保健を中心とするプライマリヘルスケアの教育、調査活動を通して公衆衛生向上に努める」ということでした。

　なぜそのような考えにもとづいて活動するのか。その根拠となるデータ、例えば現地の人々の疾病構造、環境衛生や母子保健向上の課題、問題点などが次々と提示されました。

　そして、最も気になる事業評価の考え方としては「公衆衛生の課題としての指標にこだわらず、地域住民の健康や疾病予防に関する意識の改善や、向上意欲を育てるための保健衛生の教育体制づくりなど」に視点を置くと

いうことが強調されました。戦後、沖縄県が体験した感染症対策や母子保健活動を生かしたノウハウを専門家によって技術移転し、その広がりを期待するということでした。

2｜関連機関との連携

　3年間でどのように単年ごとに組み立てていくのか、全体像がはっきり見えてこないため、不安と期待が頭をよぎったものです。現地では活動の拠点となる場所は決まっていましたが建物はなく、ゼロからの出発でした。
　ワルネスの診療所に併設する事務所の設計図（平面図）は、検査技師の金城進氏が中心となり短期間で完成させました。しかし、市役所が手配した事務所建築の工事は遅々として進まず、ジリジリと焦りが出てきたものです。金城氏と2人で何度も大工の家を訪問し、催促し続けました。
　一方、私はカウンターパートとともにリーダーの城間先生のスペイン語力を活用して、基礎調査の内容に検討を加え、立ち上げたばかりのプロジェクト連絡推進協議会で話し合う準備を進めてきました。宿泊先から100km離れたモデル地区は住民票が整備されておらず、基礎調査では、まず家族構成、疾病の有無、既往歴、就労状況、識字率、食事摂取状況などを聞き取りました。戸別訪問調査の実施協力は、沖縄出身移住者の神谷医師（ボリビアクリスチャン大学医学部教授）と同学部の学生54名に依頼。私たちが直接大学に出向いて、調査の目的、具体的な家庭訪問の入り方や面接の方法など、オリエンテーションを実施しました。大学側の条件や学生の要望も受け入れ、総勢70余名になり、遠距離の移動や道路事情、調査に必要な物品の調達などのため多忙を極めたものです。とくに、人員輸送は安全第一をモットーに進めました。私たちは現地で調査員に提供する食事の安全性の点検と地域の方々に協力を依頼していきました。
　実施当日、作業がスムーズに流れたことは皆の大きな喜びでした。この基礎調査の結果整理は金城氏が中心になり、データ処理をしました。総合的な報告会はワルネスで行い、参加対象は、サンタクルス県、医療保健従

事者などです。協議会でも対策を講ずべき事項などが検討されました。環境衛生上の問題は、飲料水、トイレの現状、ゴミ処理や家屋の問題など、感染症は、腸チフス、赤痢、結核、シャーガス病などが話題となりました。母子保健上の課題は、長期的に展望し、母子保健推進員の育成が必要であること、栄養改善については、緑黄色野菜と大豆蛋白の摂取方法で栄養指導の必要性を伝えました。

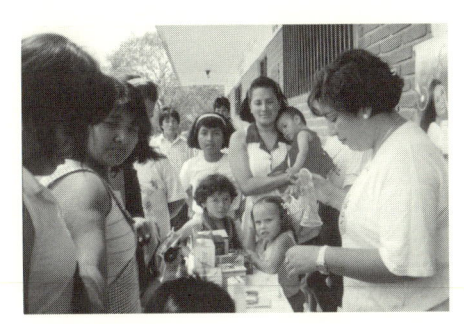

▲健康展の開催

　寄生虫対策に関しては、金城検査技師の報告により、寄生虫の種別ごとの分析データに多くの関係者が関心を寄せたものです。一般住民との接点を考え、意識啓発を狙いとして、健康展を開催しましたが、かなりの手応えがあり、実施協力者だけでも120余名も集まり、嬉しい悲鳴をあげたものです。このようにたくさんの人々の協力のおかげで、貴重な体験をさせていただきました。後任の宮城幸子氏は地域活動に豊かな経験と実践力を有する方で、今後の展開が楽しみでした。行政で活躍中の福盛久子氏も短期専門家として同行され、心強く感じました。JICAをはじめ、オキナワ移住地の皆さんや日本病院の三好チームリーダーおよびスタッフの皆様、その他多くの関係者の方々に深く感謝いたします。

母子保健を中心とした 2 年間の活動

宮城　幸子

　1997 年から 1999 年までの 2 年間、前任の山城昌子保健師に続き、南米ボリビアへ、JICA と沖縄県の協力事業であるサンタクルス地方公衆衛生向上プロジェクトの一員として派遣されました。

　1992 年には、サンタクルス県と沖縄県との姉妹提携が結ばれました。その後、沖縄県人入植地（オキナワ移住地）の成功を将来にわたって維持するためには、ボリビアの地域社会の安全および同国の公衆衛生向上に貢献することが必要であるとして、本事業が推進されたのです。

1｜活動の目的

　ボリビア政府は、保健医療分野での開発を国の重要政策の一つに掲げていますが、地方においては、人的、資金的要因および専門的知識の不足から開発が遅れていました。そこで、かつて沖縄で行った母子保健活動や感染症対策の経験を生かすこととなりました。ワルネスにモデル地区を設定し、保健師の専門分野においては、母子保健を中心に PHC 活動を展開し、その成果を踏まえ、ワルネス全域の公衆衛生の向上を図ることを目的としたプロジェクトでした。

2｜具体的な活動

　5 歳未満の乳幼児死亡、下痢症の減少を目指し、母子保健を中心とした活動を行うため、長期専門家として、医師、保健師、臨床検査技師が派遣

されました。長期専門家には、各々が技術移転していくカウンターパート（以下「C/P」）が配置され、ともに活動に従事しました。また、沖縄県から短期専門家の派遣もあり、疫学調査、看護教育、視聴覚教育などについての技術指導やサンタクルス県の行政側との調整および事業の進捗状況の報告にも関わってもらいました。長期間現地において活動する専門家にとってはよきアドバイザーでした。

1年目の活動は、山城保健師の報告にある通りです。

1年目の生活実態調査の結果から、乳幼児の6割が寄生虫卵を保有。半数以上の家庭にトイレがない。食生活に偏りがあるなどの課題が浮き彫りにされていました。

2年目の活動を進めるにあたっては、多角的な面からのアプローチの必要性が痛感され、派遣された短期専門家とともに問題分析を行い、PDMを策定、母子保健を中心に次の3点を活動の柱として位置づけました。

	活動の柱	活動内容
1	地区家族台帳の整備	ボリビアには、出生・死亡の届け出の法的制度はあるものの、届け出にお金がかかるため、モデル地区では届け出がされていない。そこで、保健推進員を養成・活用し、出生・死亡事項について、年3回の報告ができること、家族台帳への情報の記載ができることを活動の目標とする。
2	健康教育・健康相談の体制づくり	妊婦、乳幼児の健診・相談の定例化を実施。相談会で使用する備品（体重計、身長計等）の整備、相談票の作成。母子健康手帳の普及と活用。栄養相談および大豆等を用いた離乳食の実習を計画・実施。
3	地区組織の育成と活用	地域が広域であることや県行政の継続性の弱いボリビアでは、地区組織育成はとくに重要であると考え、母の会・保健推進員・健康生活向上連絡会を結成。

プロジェクト活動から見えてきた課題をモデル地区住民およびサンタクルス県行政を交えて検討した結果、地区の健康問題を共有することができ、

住民自らが健康課題を解決していこうとの機運が高まってきました。従前の停滞していた地区組織活動も動き出し、新しく「健康生活向上連絡会」とのネーミングで住民が地区の清掃に取り組んだり、積極的に保健活動にも参画するようになり、3年目の活動へと移行しました。

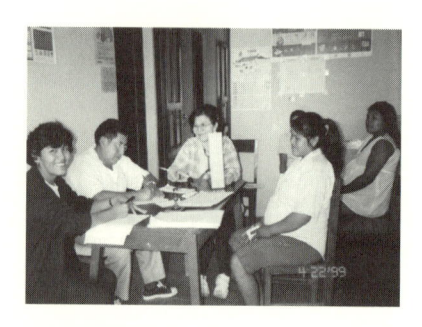

▲妊婦相談

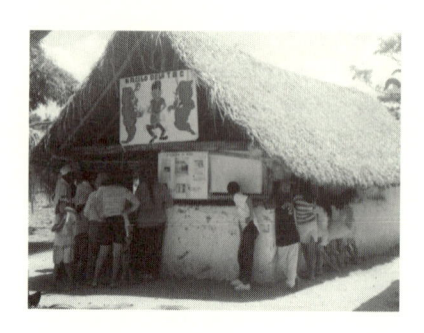

3年目の活動は、従前の活動を継続するとともに、当プロジェクトの主要課題である技術移転に力点を置きました。とくに、現地行政機関との関係者会議の定例化に力を注ぎ、モデル地区で活動している他国のプロジェクトメンバーも含めて、情報の共有化と指導体制を確立することに努めました。

▲健康展を見る住民

モデル地区では、地域の健康課題を具体的に提示されたことで住民の健康に対する関心が高まり、病院の空き地を利用して野菜作りを始めるなど、積極的に地域の保健活動に参画。地域で開催した「健康展」には、それぞれが母の会で作成した手芸品、おやつの出店を開いて資金を作るなど、各グループの日頃の活動の成果が活発に紹介されました。

3｜活動の成果

(1) 住民の健康に対する意識の変化や、サンタクルス県も住民への保健対策が低コストで実施できることを認識し、県が音頭を取って、独自に新

たに9地区で保健推進員の育成や妊婦・乳幼児相談の活動が開始されました。

(2) 健康課題を解決するために、日本大使館の草の根無償資金を

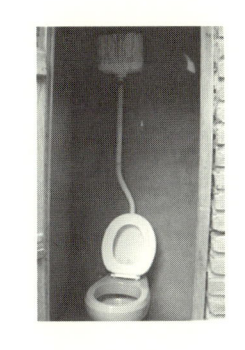

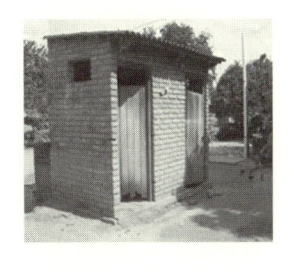

▲設置されたトイレ

活用しました。モデル地区では地元住民、市行政が中心となって生活環境の改善のためのトイレ設置が133世帯になされました。これは、単に寄生虫対策のみでなく、下痢症などの腸管系感染症をも予防し、住民の健康増進に役立つと評価されました。

(3) 看護職の資質向上のための研修会開催や月1回の会議の定例化の実施、准看護師の活動報告による同僚の意識の啓発において、沖縄で公衆衛生活動を学んだ帰国研修員が、モデル地区、国立看護大学、県行政などで直接的あるいは間接的に事業に関わり、相乗効果が得られました。

(4) 食生活改善では、母の会を中心に家庭菜園作りを指導し、食卓に野菜料理などが並び、食生活に変化が出てきました。

(5) 地区組織（母の会・保健推進員・健康生活向上連絡会）などの自主活動の開始への支援とアドバイス。

(6) 技術移転、2人のC/Pも沖縄での研修終了後は、彼女らとともに「公衆衛生看護活動マニュアル」や保健推進員養成のための「指導要領」を作成しました。それはどの地域でも統一した教育ができることや第一線で働く准看護師の教育、資質の向上のために県全体でも活用されていきました。

4｜終わりに

　広大な南米のアンデス山脈。ゆっくりと地平線へ沈んでいく夕陽。派遣当初は、自らの言語力の貧弱さに日常生活もままならないほどでした。馴れない異国で、戸惑いながらの活動でしたが、いつしか沖縄を思わせるボリビアの生活に溶け込んでいきました。南米には、仕事の締め切りがありません。忙しくても1日の仕事が終わる時間には、「アスタ・マニャーナ（また明日）」とほっぺにチュウをして次の職場に向かうのが常でした。

　派遣前研修で教わったものの一つに「3あ主義」がありました。「あなどらない」「あせらない」「あきらめない」です。この言葉は、現地に行って初めて実感として受け止めることができました。価値観の違う途上国での人材育成、技術移転の難しさ、意思疎通が十分にできないもどかしさなどに遭遇したとき、この「3あ主義」を支えとしたものです。

　活動していく中で、沖縄では忘れ去られたことの発見もいくつかありました。その一つは次のようなことです。乳幼児健診の会場での出来事ですが、1個の飴玉をめぐって、弟妹が泣き出したのです。飴玉を先に口に入れていたお兄ちゃんは、それを噛み砕き、泣いている弟、妹の口の中に小さな飴のかけらを入れてあげたのです。ないない尽くしの中でも、家族が仲良く寄り添って生きている姿は微笑ましい限り。集まってくる子どもたちの瞳は、どの子もキラキラと輝いて精一杯生きています。おおらかなアミーゴの世界では、誰にでも気軽に声をかけ、出会ったときから友達の付き合いが始まるのです。人懐っこい人たちに囲まれ、あっという間に2年が過ぎていきました。振り返ると自分自身を見つめ直す絶好のチャンスでもあり、多くの学びもありました。派遣期間中、沖縄県では「国内支援委員会」が立ち上がり、私の活動を支援していただきました。また、多くの保健師の仲間たちや友人からの熱いエールは、私の活動の大きなエネルギー源で、思えば、多くの方々に支えていただいた2年間でした。

第 ❺ 章
日本の協力が一都市からボリビア全土へ

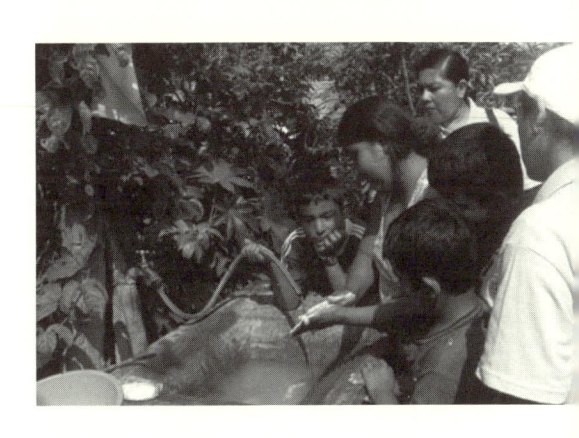

世界に通じるボリビアの健康戦略
―SAFCI 戦略の誕生と課題―

湯浅　資之

　国際保健医療学を専門としてきた私の経験から言って、ボリビアの保健医療の実情は日本をはじめ海外にはほとんど知られていないと言えるでしょう。わけても、ボリビアで生まれた政策が世界標準の健康戦略であると、(失礼な言い方ですが) 誰が想像できるでしょうか。トマトやジャガイモのようにボリビアから生まれ世界に広がっていった「先輩たち」のように、SAFCI (サフシ) と呼ばれる健康政策が世界に模倣される日も来ると言ったら、お前の頭はどうかしていると言われてしまうかもしれません。しかし、「多文化コミュニティ家族保健」というスペイン語の頭文字を取った政策、SAFCI は、世界がこれまで築き上げてきた戦略を見事に融合化したモデル的政策であるということができるのです。

1│アンデスの健康観が政策の基

　2004 年に、イタリアやスペインの支援を受けて卒後教育のための多文化保健研修コースがポトシやラパスで開催されました。その研修の中で受講者は、個人がいて、その周りには家族がいて、そのまた周りにはコミュニティがあり、さらにその周りに自然があるという入れ子構造が、アンデスに生きる人々の健康観であるという点を確認しました。
　2006 年 1 月、ボリビアで初めて先住民出身のエボ・モラレス氏が大統領に就任し、新政権下において憲法改定委員会の保健部会が開かれました。

そこでは現行保健システムをアンデスの先住民族の文化や価値観に根ざした保健医療体制に刷新することが議論されました。その際、先の研修コースで共通認識されたアンデスの人々の健康観が取り上げられ、そうした入れ子モデルに適合するような国内の保健事例が数多く報告されていくうちに、個人・家族・コミュニティを基盤とする多文化を統合化した保健医療政策の原案が形づくられていきました。当時の参加者は先住民族の文化や伝統を共有する官僚、大学知識人などから構成されていました。こうした論議のオピニオンリーダーでもある当時の保健大臣ニラ・ヘレディア氏は、「健康に対する考え方は文化によって異なる。ボリビアの人々の多くは病気に対処するというよりも健康的に生きること（Vivir Bien）を重視する。ボリビアでは文化やアイデンティティを無視して病院の利用を重視した、輸入された医療モデルは役に立たない。当事者の意向を無視する医療は信頼されない」と主張しました。さらに「従来の医療モデルは健康ではなく病気に注目しており、関心の対象は病気であり患者である。それが現代主流となっている医療モデルである」と述べ、医療施設や病気を中心に考える西洋医学に偏重したそれまでのケアシステムに疑問を投げかけました。そうした議論の果てに、アンデスの健康観にもとづいて現行の保健システムを改革しようという機運が高まっていったのです。

2 ｜ SAFCI の誕生

　憲法改定委員会の議論を受けた保健省は改革案の検討を始めました。当初はベネズエラやキューバのシステムを採用しようという考えもありましたが、協議する中で独自にシステム開発を目指す方向に定まっていきました。その結果、2008年6月11日、SAFCI に関する最初の大統領令第29601号が公布されました。また実践レベルの3つの細則も出され、ポトシ県のカイザデ市が最初の SAFCI 実践のモデル自治体として事業が開始されました。

　SAFCI には次にあげる4原則があります。第1は「統合性」で、個人は

その周りの家族、社会、地域、環境と相互に関連して生きているとする、いわゆるアンデスの健康観に則って保健医療システムを統合しようというものです。第2は「多文化」で、健康問題の解決には様々な文化に根ざした方法を医療もしくは分娩に採用するというものです。第3には「社会動員」をあげています。住民参加を通して様々な健康の決定要因をコントロールするということで、中でも政治的決定要因への自律的コントロールを重要視しています。最後は「分野間連携」です。多種多様な健康決定要因をコントロールするには、保健セクターの他にも労働、教育、産業など多様なセクターと連携することを重視しています。つまり、SAFCIは健康戦略と言いつつも、医療施設という狭い範囲での保健医療改革を意味しているのではなく、人々の生活や自然、あるいは政治経済も含めての幅広い環境の中に健康的な条件を整備しようとする包括的な社会戦略であり、生活戦略であるといえます。

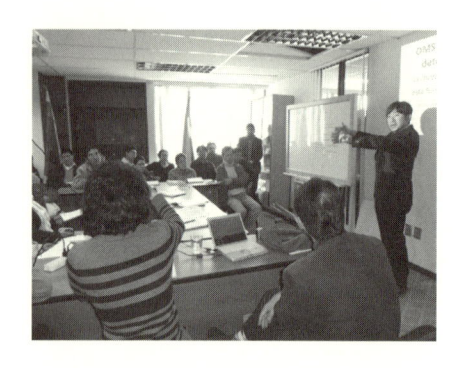

▲ボリビア保健省の職員を前に講義する筆者

3 │ SAFCIの普及と課題

　SAFCIは、医療施設の強化という従来型のアプローチだけではなく、住民参加と保健セクター以外の他分野が連携することで、生活空間に健康社会を創造していこうというアンビシャスな目標達成を目指しています。それを具現化するために真っ先に保健省が手がけたことは、SAFCIの基本的考え方を学んだ人材を養成することでした。医師のレジデント制度の中にSAFCI医という社会的意識を持った専門医を養成する3年間のコースを設置したのです。2010年に第1期生163名が養成され、以後多くの後続

の徒が全国に散っていきました。

　しかし、人材は育っても具体的方策がいまだ明確でなかったり、SAFCI活動に使える資金が不足するなど、SAFCIの普及にはまだまだ課題が残されているのが現状です。

4｜SAFCIが世界標準である訳

　具体的成果をあげるにはまだほど遠いSAFCIですが、その基本理念は世界標準であるということができます。このことは一見矛盾しているようにも聞こえます。新政権は、今日のグローバルスタンダードともなっている欧米文化を批判し、先住民固有の文化への回帰を目指しているといえるでしょうから、SAFCIは"普遍"よりも"特殊"へ偏向した政策と見ることができるはずです。しかし、その予測とは裏腹に、世界保健機関（WHO）が提唱してきた世界の健康戦略の基本理念とSAFCIのそれは極めて共通しているのです。

　SAFCIは2つの大きな柱から成り立っています。一つは「ケアモデル」という政策で、患者の価値観を尊重した医療サービスを提供することを重視するもので、ボリビアの多くの住民が頼っている伝統医療を積極的に活用しようというのです。こう言うと聞こえはいいですが、西洋の近代医療を普及させることは資金不足で叶わず、伝統医療を積極活用しないわけにはいかないというお家事情が本音と言えますが、患者重視の医療を追求する姿勢は見上げたものです。もう一つの柱は「管理モデル」という名前がついていますが、行政が管理するというのではなく、住民の積極参加によって住民自身が健康に影響を与える様々な要因を管理していける仕組みをつくることを目指しているのです。理想的には、住民が地域の保健医療従事者とともに保健データを使って地域診断を行い、多様な分野の連携によって健康課題を解決していける社会の制度とプロセスをつくろうとしているのです。

　では、一体この2つの柱のどこが世界標準なのでしょうか。

最初の患者重視の「ケアモデル」は、WHOが1978年に現在のカザフスタン共和国のアルマティ（当時の都市名はアルマアタ）で提唱したプライマリヘルスケア（PHC）戦略が目指す政策目標と同じであるからです。科学的に適正である伝統医療を積極的に活用し、地域が負担可能な方法で、患者重視の医療ケアを提供しようとするPHCの目標は、経費が著しくかかる病院中心の医療から脱却させようとしたSAFCI立案者らの意図と全く一致しています。では第2の柱である「管理モデル」はどうでしょうか。個人、家族、コミュニティ、自然界という入れ子構造の中で、健康に影響を与えている原因を探り当て、それを住民参加と分野間連携により解決していこうとするSAFCIの狙いは、WHOが1986年にカナダのオタワで提唱したヘルスプロモーション（HP）戦略と一致するのです。WHO曰く「HPとは人々が自らの健康とその決定要因をコントロールし、改善することができるようになるプロセスである」のです。

　SAFCI立案者に、WHOの戦略を念頭において立案したのですかと尋ねる機会がありました。彼らはそういう私の質問の意図もわからない様子で、自分たちボリビアの人々の健康観を中心に考えてきました、と答えました。そして私は保健省の職員を前に、SAFCIがWHOのPHCとHPの戦略と同じですという講義をしたところ（写真）、彼らが驚きの表情を示したことに、逆に驚かされてしまいました。アンデスの「特殊」な価値観から生まれたSAFCIが世界の「普遍」とつながっている……。面白いと思いませんか。

コチャバンバ県とポトシ県における JICA による多文化保健への技術協力

ブラディミル・ティコナ

1 | ボリビアの世界観・健康観に根差す JICA 支援

　多文化、多言語の国ボリビアには、ケチュア、アイマラ、グアラニなど多くの民族が住んでおり、多彩な文化が存在します。そのため政府が強化しようとしている統一保健システムは彼らの理解が得られなかったり、住民のニーズに合っていないという問題がしばしば生じます。そこで、先住民族から初めて選ばれた大統領が率いる現政権は、先祖代々の大地に存在する伝統的な風習を尊重する価値観を復活させ、その中心に家族をおくという政策を進めています。

　個人の周りに家族がいて、家族の周りにコミュニティや自然があるというアンデスの人々が古来から抱いてきた世界観は、深刻な現代の様々な健康問題を解決するものとして、医療施設・設備、救急車、保健人材、先端医療機材から構成される現代の保健システムの基本に位置づけようとしているのです。これを多文化コミュニティ家族保健政策、いわゆる SAFCI 政策と呼んでいます。この中では、各地域の住民から代表者として保健責任者を選出し、彼らの意見やニーズをもとに病院の運営や予算を考慮して進めていくことが求められています。しかし現実には、彼らの意見に耳をかさず、高度な病院（第二次、三次保健医療施設）が建設されるなどの状況が起こっているのです。

　一方、ボリビアには「VIVIR BIEN（より良く生きる）」という健康観が

あり、このコンセプトは暗黙のうちに人々の生活全般に影響を与えている考え方になっています。その原則は、良く食べること、仕事を持つこと、人々を取り巻く家族、大地、水、動植物、空気といった環境に敬意を払うこと、すべての人のためになる組織をもつということ、といったことを意味します。つまり相互扶助を維持しながら、個人のみではなく家族やコミュニティとの調和とバランスを創造する連帯（ケチュア語でAYNI CHOQOと言います）を重視する考え方です。この「より良く生きる」の概念を基本として、JICAはボリビアにおける保健システム強化を支援するプロジェクトを展開してきました。現在のボリビアの保健は、SAFCI政策に具体化されるケア中心の医療と、住民参加によるヘルスプロモーション活動を両輪として進行しつつあります。

2｜多文化コミュニティ家族保健政策（SAFCI）

　SAFCI政策は、多文化、包括性、社会参加、分野間連携からなる4つの原則のもと、「より良く生きる」を実践するための戦略と位置づけられています。

　これまで実施されてきたサンタクルス県、コチャバンバ県、ラパス県の保健システム強化プロジェクト（以下「FORSA」）では、コミュニティにおけるヘルスプロモーションのための住民参加型保健活動を通して、SAFCI政策の4原則を強化し、コミュニティ自身が意思決定し、コミュニティの組織を強化するための住民参加活動を促す協力を実施してきました。そして、薬草の使用など地域で入手可能な効果的な自己治療の実践を尊重しながら、地域の健康や生活を向上させる活動の計画作りと実践が行われているのです。

　そこでの活動は、病気への対策など問題解決するためだけではなく、前向きに「より良く生きる」ための活動も促進してきました。具体的には、きれいな水の確保、家庭内暴力の予防、エコシステムへ配慮したごみ処理、栄養価のある食事摂取、個人やコミュニティレベルでの衛生保全と言った

活動です。これらの実践は、保健従事者と協働する中で日々の生活に直結した結果をもたらしてくれると思います。

3 | FORSA コチャバンバのプロジェクト

今日までボリビア全国のサンタクルス県、ベニ県、パンド県、コチャバンバ県、ラパス県の 60 市、109 のコミュニティで JICA の FORSA プロジェクトは展開されてきました。

FORSA コチャバンバでは、プロジェクト事務所のあるプナタ病院内に「お産を待つ家」を設置し、それを通じて多文化に配慮した出産のケアを促進しました。「お産を待つ家」を通じて、出産という人生の重要な時を共有する機会を妊婦とその家族は得たと思います。母体と新生児のための安全なケアを提供する一方、母親が出産時の体位を自由に選択でき、家族が同伴することにより、出産を通じて家族が一つになるという価値が生み出されます。出産前に地域の食事を摂ることは何の問題もありません。ボリビアの山岳地方では、妊娠出産する場所が寒いということは一般的ですが、プロジェクトが支援した医療機関では、分娩する部屋を暖かくして、妊婦が温かく感じられるように努めました。2009 年から 2013 年の期間にプナタ市のマニュエル・アセンシオ・ビリャロエル病院では、全出産の 14% にあたる 456 件の分娩が多文化出産で行われました。しかも、その分娩の 100% の妊婦が自由に体位を選ぶことが出来たのです。こうした試みが、安全で質の高い分娩サービスを受ける権利を強めることになり、SAFCI の多文化政策を強化することにつながったと信じています。

4 | FORSA ポトシのプロジェクト

FORSA ポトシプロジェクトは、多数派であるケチュアおよびアイマラの文化と価値を尊重する政策の具現化が進んでいるポトシ県で、ポトシ県庁、県保健局が妊婦と 5 歳未満児、およびその家族が「より良く生きる」

ことができるようになるための活動を支援しています。地域のニーズをしっかりと把握するため、最初に母親と5歳未満児の保健状況についての社会文化調査を実施しました。その結果、トゥピサやウユニ保健管区にある11市(トゥピサ、アトチャ、モンヒネテ、サン・パブロ・デ・リペス、エスモルコ、ウユニ、コルチャカ、サン・アウグスティン、サン・ペドロ・デ・ケメス、タウア、リカ)を対象とした調査から、表1のようなことが明らかになりました。

　これらの社会的文化的背景を考慮しつつ、プロジェクトはポトシ県における妊産婦死亡の軽減を図るため、保健人材の能力強化、住民参加型保健活動、保健情報の質の向上による意思決定の強化を実践しています。

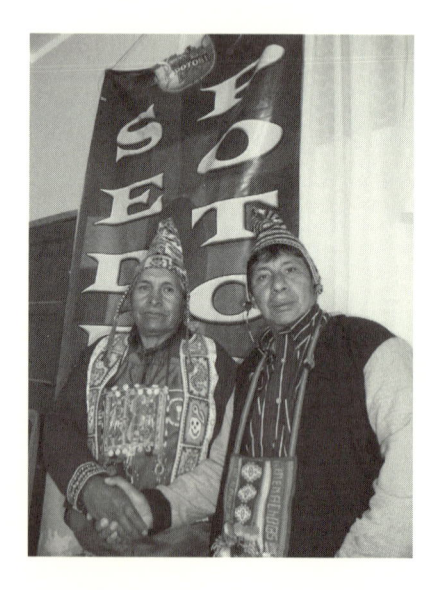

▲ FORSAポトシプロジェクトに携わる伝統医ら

表1　ポトシプロジェクトにおける社会文化調査結果

1	アンデス地方に古くから伝わる大地の母神パチャママに祈りをささげる儀式は未だに広く実施はされているが、その本来の意義である生命への尊厳の思想が忘れられ、周囲の大地、水、人々、山などの環境への配慮と尊重が失われつつある。
2	現在、家族の目先の生活が最優先され、良い食生活、良い住環境、良い土地、きれいな水、人々への感謝、コミュニティの団結、薬草管理の伝統知識などが失われ、コミュニティや環境の調和やバランスが破壊されつつある。
3	多くの家族は、家族が病気になるとセルフケアを行い、薬草を使うのが第1の選択となっている。しかし、深刻な病気になった場合に初めて保健医療施設を受診し診療を受けている。
4	多くの家族は、継続ケアを受けていない。またあらゆる健康問題を解決できる保健スタッフが不足している。十分な医療機材はなく施設も貧弱であるなど、保健システムが人材や施設の上で脆弱である。
5	伝統医療と西洋医学的ケアに隔たりがあり、伝統医の多くが調整された業務分担をすべきだと認識している。
6	対象管内に16の民族的疾患が特定された。最も多いのは、マンチャリスカ（精神的ショック）、ウィサンタリスカ（消化器疾患）、アイカド（栄養失調）で、保健スタッフもこれらの民族的疾患を治癒するために家庭内で薬草と儀式を使用したセルフケアが行われていることを認識していた。
7	60種類の薬草が特定されており、頻繁に使用されるのはププサ、ランパヤ、ウィラウィラであった。

住民参加保健手法の経験

フリア・コンドリ・ウァラチ

1 | FORSA 手法を用いたヘルスプロモーション活動

　「サンタクルス県地域保健ネットワーク強化プロジェクト（以下「FORSA サンタクルス」）」は、2001 年 11 月に開始されました（2006 年 10 月終了）。プロジェクトの開始後に行った、住民の保健医療に対する意識診断の結果、健康的な生活を送る認識がない、第一次保健医療施設の医療従事者による施術が信用されていないことが指摘されました。この現状を踏まえ、住民の保健医療に対する意識を改善すること、また住民と第一次保健医療施設の医療従事者との間で信頼関係を構築することが、課題として挙げられました。これらの課題を克服するために FORSA サンタクルスは、サンタクルス市の北部と南部地域をパイロット地区とし、個人や集団、そして地域で、健康に関わる行動を自発的に変えていくことを実現するための活動[注1]、つまり第一次保健医療施設と地域住民とがともに行うヘルスプロモーション活動を、2002 年 5 月より開始しました。

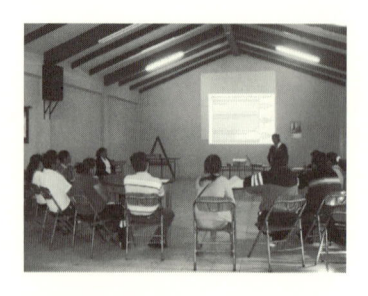

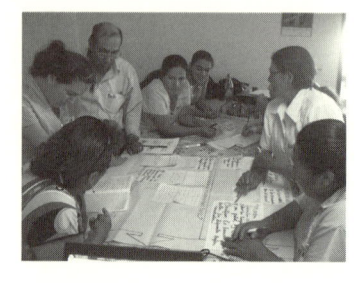

▲ FORSA 手法ファシリテータ育成ワークショップ（サンタクルス県フロリダ、カバリェーロ保健医療ネットワーク）

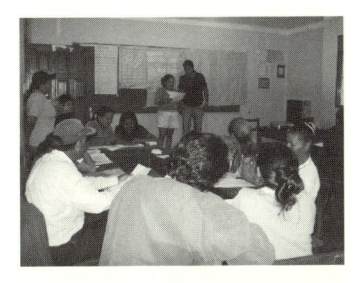

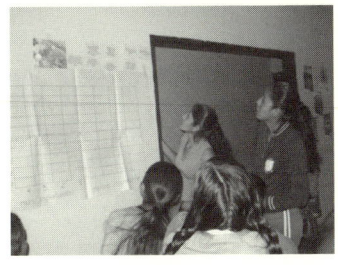

▲ FORSA手法を用いたヘルスプロモーション活動（キルシリャ、マイラナコミュニティ）

本活動の開始時に用いた手法は、診断と評価の過程がボリビア人には馴染まないため、日本人専門家、秋山稔リーダーをはじめとするプロジェクトチーム、サンタクルス県保健局技官によるモデル策定委員会が推敲を重ねた結果、大衆にも受け入れやすく、住民参加の意義が優先されたFORSA手法が、2005年に形成されました。サンタクルス県サンタクルス市内の北部、南部保健医療ネットワーク、また農村部のオビスポ・サンティエステバン保健医療ネットワーク、ワルネス保健医療ネットワークで、FORSA手法を用いたヘルスプロモーション活動が、2005年と2006年に実践されました。その結果、FORSA手法を用いたヘルスプロモーション活動は、保健医療従事者と地域住民が協働で活動を行うことで、保健医療従事者による健康教育を通して、地域住民の自己効力感を促し、母子を取り巻く健康の改善と生活環境の整備を行う目標を達成しました。

　この達成により、住民参加を通した人々のエンパワーメントが期待されるヘルスプロモーション活動が注目されました。その後、FORSA手法を用いたヘルスプロモーション活動を広めるため、カスケード方式に保健ネットワーク・市レベル、現場レベルでファシリテータを育成し、サンタクルス、コチャバンバ、ベニ、パンド、ラパス、ポトシの各県でも、ヘルスプロモーション活動が展開されました。

2 │ 国家戦略との連携

　2006年に施策された国家開発計画を実践する目的で保健スポーツ省は、とくに多文化、コミュニティに焦点をあてたヘルスプロモーション戦略を、保健医療政策の重要な柱として位置づけ、その概念の普及に力を注ぎました。その戦略にもとづき、全国民が恒常的に保健医療サービスを享受できることに主眼を置いた「多文化コミュニティ家族保健政策（Salud Familiar Comunitaria Intercultural、以下「SAFCI」）が、2008年に施行されました。本政策を実現するためには、専門家主導の医療ではなく、住民参加による民衆が主体者となる医療を目指すプライマリヘルスケアの視点と、保健セクターを超えて生活や社会を広く健康的な状態に変えていこうとするヘルスプロモーションの視点を盛り込んだ活動が必要であることを、保健スポーツ省とともに認識しました。

　そのヘルスプロモーション活動部分の実践モデルとしてFORSA手法が、保健スポーツ省による健康教育の教材「健康な生活ための現場教育ガイド」として、2013年10月に導入されました。FORSA手法により、保健医療従事者と住民の心理的な信頼が構築され、地域住民の保健医療に対するニーズが増加、さらには他コミュニティでも同活動を導入したいとの要

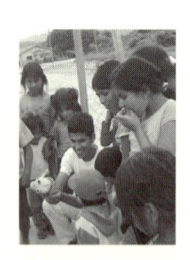

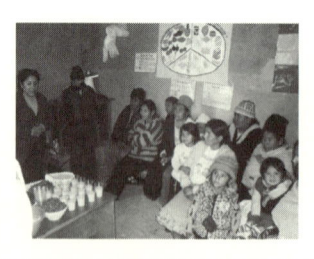

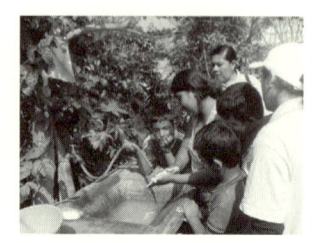

▲FORSA手法を用いて住民により導き出された地域の健康・保健活動

▼地域住民の健康・保健活動の経験を共有するためのヘルスプロモーション委員会会議

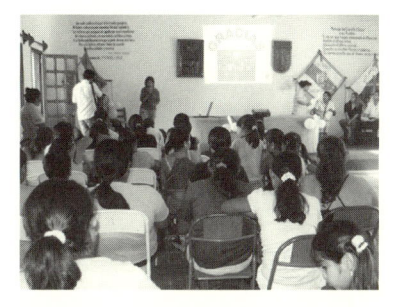

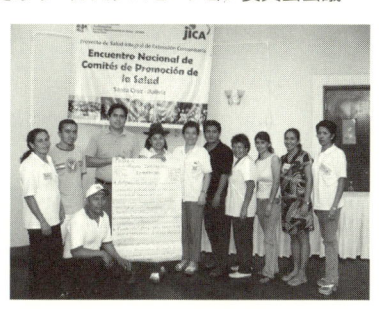

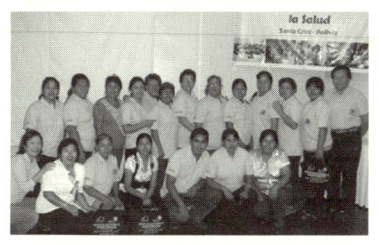

望があげられています。

　FORSA手法は、コミュニティレベルで住民により健康問題の解決を促進する手法として、今後は面的に展開することが望まれます。さらには保健医療サービスを提供する側である保健医療施設の整備や、保健医療従事者の能力強化とあわせて支援することにより、高い開発効果が得られることが期待されます。それは、日本のボリビアにおけるプレゼンスを、さらに高めることに貢献するものと考えられます。

（注1）これらの活動はPRECEDE-PROCEEDモデルを修正して簡便化したモデルによって実施される。PRECEDE-PROCEEDモデルは、1980年にブリティッシュ・コロンビア大学のローレンス・グリーン博士により開発され、コミュニティ保健の計画策定に使用、アメリカ、日本などで広く普及している。

Epílogo

ボリビア保健医療プロジェクトの思い出
ー林屋永吉元駐箚ボリビア大使、
ボリビア医療プロジェクトを振り返るー

2013年9月某日、林屋永吉元駐箚ボリビア大使宅を井上千賀子先生と渡邊正志が訪問し、当時の思い出を林屋永吉元駐箚ボリビア大使にうかがいました。

井上先生は、ラパス日本病院の初代所長アーノルド・ホフマン・バング先生の奥様で、ボリビア医療プロジェクトのコーディネーターでした。現在も第一線でご活躍中の産婦人科医です。ホフマン先生はボリビアの厚生大臣にもなられましたし、駐在日本ボリビア大使にもなられた方です。

渡邊正志はこのプロジェクトに協力した東邦大学の外科医師で、プロジェクト専門家として、ボリビアに派遣されたほか、計5回のボリビア訪問歴があります。

〈聞き手・文責〉
東邦大学医療センター大森病院
医療安全管理部長・教授
渡邊　正志

大使のお宅に入ると、「ドン・キホーテとイリマニ山」の絵が話題となりました。
　大使宅の階段中ほどの壁に飾られている絵で、ドン・キホーテとサンチョ・パンサがラパス市の名峰イリマニ山を背に町を見下ろしている絵でした。
　この絵の作者はボリビアの夕刊紙、ウルティマ・オラ紙の社長で文部大臣を務めたこともあるマリアノ・バウティスタ氏の夫人、カルメン女史で、大使も井上先生もご存知で交友関係のある方のようでした。井上千賀子先生もカルメン女史の描かれた同様の絵をお持ちとのことでした。
　「ドン・キホーテ」の作者、セルバンテスがもしも「ラパス市の代官の職」になっていたら……を、想像して描かれたもので、実際、セルバンテスは新大陸に強く興味を引かれていて、ドン・キホーテを執筆する前には、具体的に「ラパス市の代官の職」になりたいとの陳情書を国王フィリップ2世に書いていたとのことでした。
　もちろん、私も一瞬でこの絵の虜になりました。
　（なおこの絵画については、カントゥータ（社団法人日本ボリビア協会会報）4、5、6号に掲載された林屋大使の投稿記事に詳細が書かれており、興味のある方は、http://nipponbolivia.org/ でご覧いただきたい）

Epílogo | 223

大使としての思い

林屋：初めて大使になったのがボリビアでした。日本の経済協力については、国民の健康に直接関係するもので欠けているものがあればそれをまずやるのが当たり前でした。産業の発達よりもまずは国民の健康に関わることについては協力するということで、私はそのつもりでやりました。

医療プロジェクトへの関わり

林屋：私がボリビアに着く前に、（前任の）津田大使が3つの病院（消化器疾患研究センター）を作るというプロジェクトには調印されていましたが、なかなかプロジェクトが進まなかったということで、その1つの理由として、アメリカがボリビアの軍事政権を認めず、日本の外務省も軍事政権下のボリビアに援助をすることには難色を示したことにありました。この状況に対して、当時のアメリカ代理大使と何度も相談いたしました。とてもよい人で、病院を作るというその地の国民にとって絶対必要なことならどんな政権であっても推進しなければならない、政権の次第で決まったプロジェクトに対してプレッシャーをかけてはいけないということで合意し、止まっていたプロジェクトもようやく進み始め、アメリカ政府もこれを容認していきました。

その他に私が調印にこぎつけた案件は、ポトシの病院の改修と電気工事、トリニダの母子・小児病院に対する機材供与、これは子どもが大事ということで協定を結びました。また、サンタクルス病院を建てることも取り決めました。

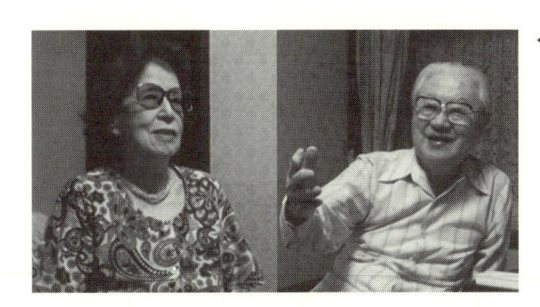

◀ 林屋大使（右）と
　林屋大使夫人（左）

井上先生・ホフマン先生について

　林屋：たびたび、お目にかかっていました。お2人がされたのは、とてもいい仕事でした。病院につきましては、井上先生のご主人がいなければ、あんなきれいなまとまりのあるものにならなかったし、そしてやはり井上先生が日本の人だったこともおおいに関係があります。もしホフマン先生が井上先生と結婚していなければ今日のボリビアへの医療支援も国際協力もなかったかもしれませんね。

　井上：プロジェクトに当たってのいろいろな困難に対して、ホフマンが林屋大使にご相談にうかがって、いろんなアドバイスをいただき、応援していただけたことが何よりの強みでした。

　ボリビアサイドとしても、コーディネーターとしてもありがたかったです。バックアップに感謝しております。

　林屋：初めて大使になって、とにかくよい仕事をしたいと思っていたところにぴったりあったわけです。とはいえ、なんと言っても、最大の功労者は井上先生です。

Epílogo

プロジェクトの振り返り

渡邊：このプロジェクトはうまくいったと思います。プロジェクトを通じて、人間と人間とのつながりができました。

井上：プロジェクトは終わりましたが、両国の医師間で友好関係や友情が芽生え、そして学問を通しての交流がいまだに頻繁にあります。

林屋：大事な資源が出たから、ボリビア、ボリビアと言うのもいいですが（笑い）、医学を通してボリビアと日本がつながることはとても重要だと思います。

井上：東邦大学の先生たちがボリビアの発展途上だった医療のレベルを、一生懸命誠意を込めて、大学をあげてバックアップしてくださって、ボリビアの中に溶け込んで教えてくれた。ボリビア・ラパスのセンターがラテンアメリカ随一となって、医師が研修に来るまでになった、これはまさに医療協力の成果です。林屋大使がご苦労されたことが形となって実を結んでいます。

政権と医療援助

林屋：実は、私の就任中に政権は5回もかわりました。

井上：クーデターで銃弾が飛び交ったり、戦車が出動したこともありました。

林屋：このようなクーデターは少なからず国民に大きな影響を与える、しかしたとえ政府に問題があっても、我々はボリビア国民のためになることなら、なんとしても、断固進めるべきである、こんな意気込みがありました。

井上：政治の介入を受けない、純粋な医学での交流と市民への医療を与えるとのスピリットがありました。日本政府とボリビア2国間のこのような条件が前提で始まった医療協力であり、今後も政治的な干渉を受けないという状態はぜひ維持して欲しいです。

井上：政治的介入が現地病院スタッフに及ぶことは今までもありましたが、日本の病院までには及ばなかった。今後もこの体制だけは維持してほしいです。

林屋：大切なことですね。

井上：ボリビアの人は純朴で気持ちがあたたかいです。

将来

渡邊：世界消化器病学会（WGO）で承認されている世界中の13研修施設のうち、ラパス消化器疾患研究センターが第5位（2012年8月承認）の高品質に位置づけられるなど、すでに高い評価が得られています。

林屋：それはすごいことですね。当時もそうなると囁かれていました、本当にそうなりましたか。

渡邊：今から、100年経ったらどうなるのでしょう。ボリビアの方が日本より進んでいるようなことがありますか。

井上：医療レベルは確実に進んでいますよね。時代は疾走しているという感じですから。

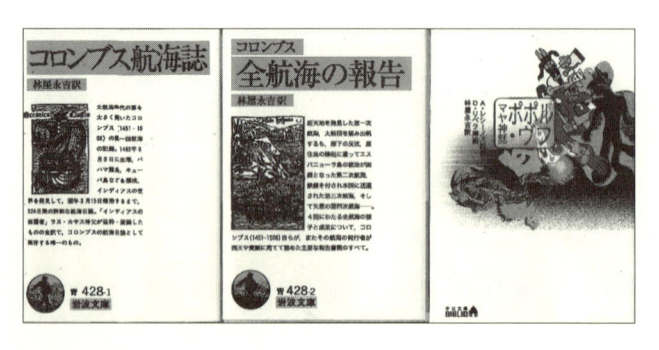

▲林屋大使の著書

ボリビアの思い出 あれこれ

大使夫人、チャランゴを演奏しながらケチュア語で歌う

　あるとき、厚生大臣ホフマン先生と日本大使館の協力で、身体障害者チャリティーコンサートが開かれた際のことです。大使夫人がチャランゴを演奏しながら、現地の言葉であるケチュア語で歌われたとのことでした。

　このときのチャランゴの指導者は、エルネスト・カブール（Ernesto Cavour）。ボリビアが生んだチャランゴの世界的巨匠で日本公演も何回かされている人です。歌声・動画はYou Tubeで見られます。この巨匠がテーブルを叩いて調子をとってくれながら、直接指導をしてくれたとのことでした。

　「セニューラ　チチェーラ」と大使夫人がケチュア語で歌いだしたとき、客席にざわめきが起こり、ハンカチで涙を拭いた方が多かった、感動的なコンサートでした、との井上先生の思い出話が聞けました。ホフマン先生がこのときのコンサートをレコードにして、これを売ってチャリティーとしましたので、井上先生はこのコンサートレコードを今もお持ちだと言われていました。どうも、チチャ絞りの際の歌のようで、今もチャランゴを演奏されるのかな、と思って尋ねたのですが、お孫さんがチャランゴを持っていってしまったとのことでした。

　チチャはボリビアのどぶろくです。原料となるとうもろこしを口で噛み、唾液によって糖分を与え、それによってアルコール発酵を促すという酒の作り方で、専門家時代何回かいただきましたが、ちょっと抵抗はありました。

Epílogo | 229

| ポトシの銀山

（林屋）「ポトシの繁栄は大変なものでした。当時、わざわざ本国より闘牛を持ってきたり、演劇も持ってきたりしています。」（渡邊）「大変な財源であったのですね。」（林屋）「バレ、マスケ、ポトシ（ポトシよりも値打ちがあるものは他にない）という表現がドン・キホーテにも出ています。」

『コロンブス航海誌』『コロンブス　全航海の報告』『マヤ神話ポポル・ヴフ』などの翻訳でも有名な大使があと一つ翻訳されたかった本があります。大使がボリビア大使時代に手に入れたワンカベリカの鉱山とポトシの話の本です。1600年の関ヶ原の戦い、徳川家康の銀山開発、水銀を使う方法、スペインにとっての目の上のたんこぶ、オランダ人2名、三浦按針、ヤン・ヨーステン、東京駅八重洲口の由来と話は流れ、ポトシの銀山がいかにスペインに富をもたらしたか。大使のボリビアの次の赴任地はスペインで、スペイン大使としての見識を含めたポトシの銀山の意義は、博識がこぼれ落ちた、との印象で聞かせていただきました。

　このようなお話をおうかがいした渡邊は、既記の林屋大使の翻訳本3冊を手に入れて、読み始めました。
　大使はもうすぐ94歳になられるとのことでしたが、朝食前に毎日散歩をされ、お庭で体操、昆布をつけた水250mlをお飲みになる、これが年を取られても聡明な秘訣のようです。
　林屋大使のご健康と長寿を願いつつ、本稿を閉じることにいたします。

写真でたどる思い出

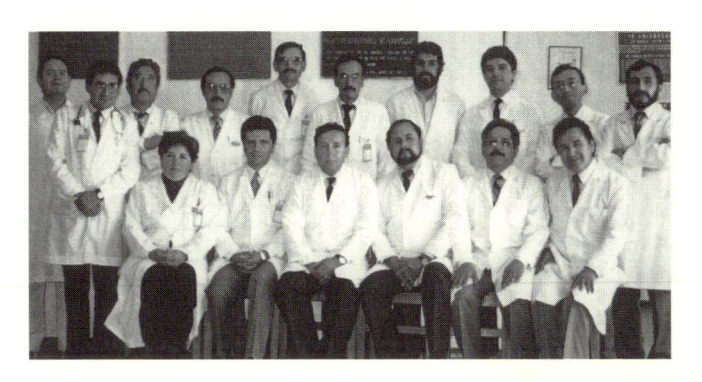

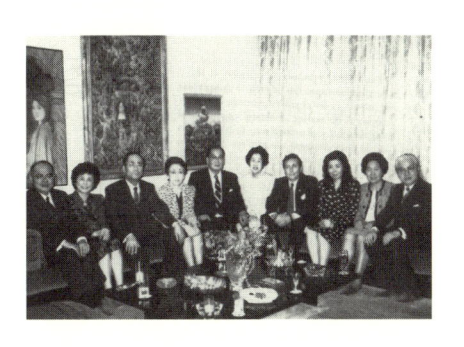

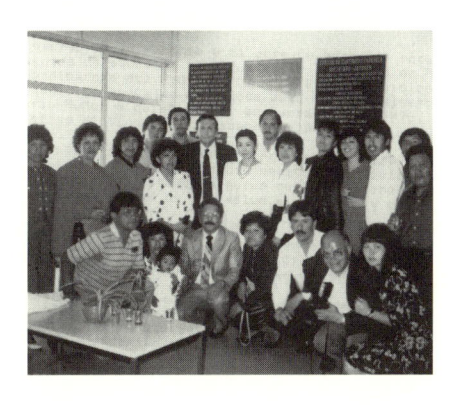

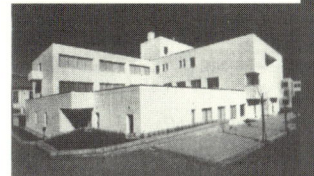

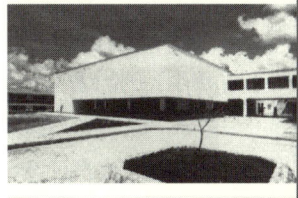

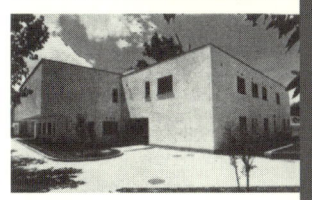

ホフマン先生・井上先生ご夫妻の思い出のアルバムより、日本・ボリビアの保健医療協力を写真からたどる

Epílogo | 231

【資料】

ボリビア多民族国
Plurinational State of Bolivia

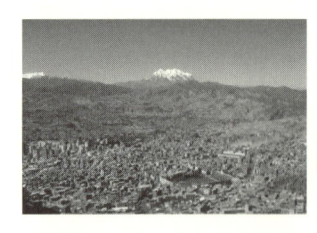

横田　真希

▲標高 3,600m にあるボリビアの事実上の首都ラパス（進藤寿子（元青年海外協力隊、栄養士）撮影）

　ボリビア多民族国（以下「ボリビア」）は南米大陸の中央に位置し、ペルー、ブラジル、パラグアイ、アルゼンチン、チリに国境を囲まれた内陸国である。国土面積は日本の約3倍にあたる 1,098,581km²。地形は大きく3つに分けられ、アルティプラーノと呼ばれる高地高原地域（標高 3500m 以上）、バジェと呼ばれる渓谷地域（2000～3500m）とジャノとよばれるアマゾンの熱帯・平原地域（2000m 以下）からなる。地形によって気候も大きく異なり、高地高原地域は年間を通して平均気温 10 度以下と寒冷で、渓谷地域は年中温暖、熱帯・平原地域は平均気温 24 度以上と熱帯気候である。

　ボリビアは南米の中の最貧国で総人口の5割は貧困層、さらに2割強が最貧困層といわれており、また保健医療指数も高い値を示している。乳児死亡率は日本の2人に対し 33 人。1000 人中 33 人の乳児が1歳の誕生日を迎えることができない。妊産婦死亡率は日本の5人に対し 190 人（10 万件の出生中）とどちらも南米の中で一番高い数値である。日本は「人間の安全保障」の考えにもとづき、ボリビアにおいて地域社会の基礎生活レベル向上を目指すプロジェクトを支援している。今年度日本のボリビアへの保健医療協力は 35 年を迎えた。JICA の長年の保健医療協力により形成された SAFCI 政策もさらに推進され、ボリビアの保健医療の発展に重要な役割を果たしている。主な保健医療指数を以下の表で示す（表1）。

表1　ボリビア主要保健人口指標

	年	指標
人口（百万人）[*1]	2010	9.9
人口増加率(%)[*1]	2010	1.6
出生時平均余命(歳)[*1]	2005/2010	65.6
合計特殊出生率[*1]	2005/2010	3.5
妊産婦死亡率(出生10万対)[*2]	2010	190
専門技能者の立会の下での出産(%)[*2]	2000/2010	71
新生児死亡率(出生千対)[*3]	2012	19
乳児死亡率(出生千対)[*3]	2012	33
5歳未満児死亡率(出生千対)[*3]	2012	41
5歳未満児栄養不良率(低体重)(%)[*4]	2006/2010	4

出典：（＊1）UN Population Division 2011　　（＊2）UNFPA 2012
　　　（＊3）UNCEF2013　　　　　　　　　（＊4）UNICEF 2012

　ボリビアの人口はインディヘナと呼ばれる先住民が55％、インディヘナとヨーロッパの混血メスティソが38％といわれ、南米の中でもインディヘナの人口が多い国である。ボリビアは一度行ったら忘れることのできない国だ。見どころも多く、世界の絶景として名高い観光地ウユニ塩湖や、世界一標高の高い首都ラパス、またサンタクルス県には2014年に入植60周年を迎えるオキナワ日系移住地もあり、ぜひ現地を訪れて体感してほしい国である。

　日本からの行き方はアメリカ経由が一般的。直行便はなく、少なくとも2回は乗り換えねばならない。所要時間は乗り換え地や便にもよるが約30時間。アメリカン航空（米国経由）、LAN航空（ペルー経由）、TACA航空（コロンビア経由）などが就航している。

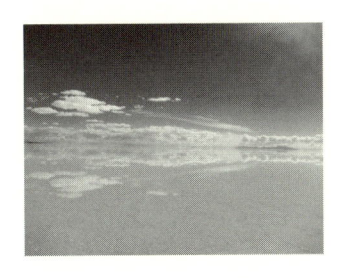

◀世界の絶景として人気観光地の一つウユニ塩湖。世界の埋蔵量の半分のリチウムが眠るといわれ近年経済界からも注目されている（ポトシ県）

Datos　｜　233

【資料】

我が国における過去の協力実績（実施中の案件も含む）

1 │ 技術協力プロジェクト

	案件名	協力期間
1	消化器疾患対策	1977.04-1983.03
2	サンタクルス総合病院プロジェクト	1987.12-1992.11
3	消化器疾患研究対策・第2フェーズ	1992.10-1995.09
4	サンタクルス医療供給システムプロジェクト	1994.12-1999.12
5	サンタクルス地方公衆衛生向上	1996.11-1999.10
6	ベニ県地域保健医療システム強化計画調査	2001.04-2003.03
7	地域医療指導者養成研修	2001.04-2006.03
8	サンタクルス県地域保健ネットワーク強化プロジェクト	2001.11-2006.10
9	ラパス市母子保健に焦点を当てた地域保健ネットワーク強化プロジェクト	2004.01-2005.12
10	消化器疾患及び内視鏡検査に係る国際コースプロジェクト（第三国協力）	2005.03-2009.03
11	地域保健システム向上プロジェクト	2007.04-2012.10
12	権利、多文化、ジェンダーに焦点をあてた村落地域保健ネットワーク強化プロジェクト	2007.12-2011.11
13	ラパス県農村部母子保健に焦点をあてた地域保健ネットワーク強化プロジェクト	2010.08-2014.08
14	ポトシ県母子保健ネットワーク強化プロジェクト	2013.05-2017.05

2 | 無償資金協力

	案件名	E/N 締結年度
1	ラパス消化器疾患研究センター建設計画	1977.01
2	地方医療設備計画（1次）	1978.01
3	スクレ消化器疾患研究センター建設計画	1978.09
4	コチャバンバ消化器疾患研究センター建設計画	1979.07
5	地方医療設備計画（2次）	1979.11
6	国立公衆衛生専門学校建設計画	1980.11
7	地方医療設備計画（3次）	1980.11
8	地方医療設備計画（4次）	1981.11
9	トリニダッド母子病院建設計画	1981.11
10	サンタクルス総合病院建設計画	1983.01
11	医療機材整備計画	1987.03
12	予防接種拡大計画	1999.01
13	ラパス母子保健病院医療機材供与計画	1999.05
14	コチャバンバ母子医療システム強化計画	2002.06
15	ベニ県南部医療保健施設改善計画	2005.08
16	医薬品供給センター整備計画	2006.08

3 | 特別医療機材供与事業　他

	案件名	事業種別	協力期間
1	臨床検査用機材	機材供与	1994
2	医療特別機材（トリニダ市地域保健ネットワーク強化）	医療特別機材	2004.04-2005.03
3	医療特別機材（人口家族計画）	医療特別機材	2005.04-2006.12

編集委員・編集協力・執筆者一覧

編集委員

湯浅　資之	順天堂大学大学院医学研究科公衆衛生学講座准教授	
仲佐　保	独立行政法人国立国際医療研究センター 　　国際医療協力局国際派遣センター長	
三好　知明	独立行政法人国立国際医療研究センター 　　国際医療協力局派遣協力第二課長	
大里　圭一	独立行政法人国際協力機構 　　人間開発部（前ボリビア事務所）	
渡邊　正志	東邦大学医療センター大森病院 　　医療安全管理部長・教授	
平良　健康	元沖縄県福祉保健部長	
宮城　幸子	元沖縄県南部保健所保健師	
中島　敏博	独立行政法人国際協力機構専門家	

編集協力

独立行政法人国際協力機構人間開発部（前ボリビア事務所）
独立行政法人国立国際医療研究センター国際医療協力局
東邦大学医学部
沖縄県

執筆者 (掲載順)

大里　圭一　　独立行政法人国際協力機構
　　　　　　　　人間開発部（前ボリビア事務所）
Cesar A. Miranda Asturizaga（セサル・ミランダ・アスツリサガ）
　　　　　　　独立行政法人国際協力機構
　　　　　　　　ボリビア事務所ナショナルスタッフ
福田　大治　　チャランゴ演奏家、
　　　　　　　共立女子大学・常磐大学など非常勤講師
神谷　恵里　　元在ボリビア日本大使館
岡田　勇　　　京都大学地域研究統合センター、
　　　　　　　日本学術振興会特別研究員
中島　敏博　　独立行政法人国際協力機構専門家
倉内　さつき　元青年海外協力隊、助産師
岡野　正人　　建築家（元日本設計勤務）
吉雄　敏文　　元東邦大学医学部外科学第一講座教授、
　　　　　　　東邦大学名誉教授
桑原　利章　　医療法人誠高会小金原診療所院長
川村　貞夫　　元東邦大学医学部病理学第二講座教授、
　　　　　　　東邦大学名誉教授
田村　浩一　　元北海道対がん検診センター所長
渡邊　正志　　東邦大学医療センター大森病院
　　　　　　　　医療安全管理部長・教授
平野　敬八郎　元東邦大学医学部外科学第一講座教授
保坂　洋夫　　元社会福祉法人済生会横浜市東部病院長、
　　　　　　　元社会福祉法人神奈川県済生会事業担当理事

Ciro Zabala Canedo（シロ・サバラ・カネド）
　　　　コチャバンバ消化器疾患研究センター長
René Fortún Abastoflor（レネ・フォルトゥン・アバストフロル）
　　　　スクレ消化器疾患研究センター長
Guido Villa-Gomez（ギド・ビリャ・ゴメス）
　　　　元ラパス消化器疾患研究センター長
住野　泰清　東邦大学医療センター大森病院
　　　　　　消化器内科教授・センター長
石井　耕司　JCHO東京蒲田医療センター副院長
杉本　元信　医療法人平成博愛会世田谷記念病院院長、
　　　　　　前東邦大学医療センター大森病院院長、東邦大学名誉教授
大野　章　　東邦大学医学部教育開発室講師
　　　　　　（前微生物・感染症学講座講師）
吉住　あゆみ　東邦大学医学部医学科博士研究員
三好　知明　独立行政法人国立国際医療研究センター
　　　　　　国際医療協力局派遣協力第二課長
古田　直樹　医療法人社団昇英会はちすばクリニック、
　　　　　　元国立国際医療センター国際医療協力局長
仲佐　保　　独立行政法人国立国際医療研究センター
　　　　　　国際医療協力局国際派遣センター長
柳下　芳寛　国立病院機構熊本南病院名誉院長、
　　　　　　医療法人相生会にしくまもと病院院長補佐
菅原　能子　元独立行政法人国立国際医療研究センター
　　　　　　手術室看護師長
磯　東一郎　社会医療法人雪の聖母会聖マリア病院東京事務所長、
　　　　　　特定非営利活動法人ISAPH事務局長
志賀　淳治　医療法人社団愛友会津田沼中央総合病院病理センター長
田邊　穰　　伊勢志摩リハビリテーション専門学校長、
　　　　　　元愛知県衛生部長

明石　秀親	独立行政法人国立国際医療研究センター
	国際医療協力局研修企画課長
秋山　稔	国立大学法人筑波大学附属病院
	国際連携室長・病院教授
中島　美鈴	元青年海外協力隊・看護師（ボリビア在住）
平良　健康	元沖縄県福祉保健部長、プロジェクト国内委員長
新里　厚子	元沖縄県看護協会専務理事
国吉　秀樹	沖縄県保健医療部・保健衛生統括監
福盛　久子	元沖縄県環境保健部予防課保健指導監
金城　マサ子	元沖縄県福祉保健部次長
山城　昌子	元沖縄県石川保健所保健師
宮城　幸子	元沖縄県南部保健所保健師
湯浅　資之	順天堂大学大学院医学研究科公衆衛生学講座准教授
Bladimir Ticcona（ブラディミル・ティコナ）	
	FORSA Potosi コンサルタント
Julia Condori Huarachi（フリア・コンドリ・ウァラチ）	
	元 FORSA Santa Cruz コンサルタント
横田　真希	元青年海外協力隊、看護師

| 特別寄稿

| 林屋　永吉 | 元駐箚ボリビア大使、元駐スペイン特命全権大使 |

南米・ボリビアの青空に舞う
—心をむすぶ保健医療協力の歩み—

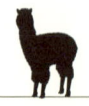

2014年9月15日　初版第一刷発行

編集	『南米・ボリビアの青空に舞う』編集委員会
発行人	佐藤　裕介
編集人	遠藤　由子
発行所	株式会社 悠光堂
	〒104-0045 東京都中央区築地6-4-5
	シティスクエア築地1103
	電話 03-6264-0523　FAX 03-6264-0524
デザイン	有限会社わたぼお
印刷・製本	株式会社シナノ

無断複製複写を禁じます。定価はカバーに表示してあります。
乱丁本・落丁本はお取替えいたします。

ISBN978-4-906873-22-7　C0036
Printed in Japan